患者さんのための
リンパ浮腫
外科的治療
ガイドブック

編集　日本形成外科学会

全日本病院出版会

ご挨拶

このたび，一般社団法人 日本形成外科学会 ガイドライン委員会が中心となり，リンパ浮腫で悩まれる患者さん向けに「患者さんのためのリンパ浮腫外科的治療ガイドブック」を作成いたしました．

リンパ浮腫は，日常生活に影響を及ぼす重大な問題です．このガイドブックをリンパ浮腫の症状の自己管理と専門的な治療を開始する際にお役立ていただくことを願っております．

本書は，患者さん自身が症状を正確に理解し，適切な医療機関での診断と治療を受けるための知識を提供することを目的としています．

具体的には，患者さんが直面するであろう様々な状況，つまり医療機関を受診して診断・治療を進めていく際にどのように感じ，考え，行動するかを可視化し，それに基づいて最適な情報収集と医療機関選びができるように構成されています．

また診療の際には，患者さん自らが症状について深く理解し，医師との間でより具体的なコミュニケーションが行えるようになることや，それに伴って，限られた診療時間を最大限に活用し，医師との間での有効な情報共有を促進するためにも役立ちます．

さらに，本書には直接医師に聞きづらいかもしれない内容や，エビデンスに基づいてはいないけれど，医師の経験に基づくアドバイスなども巻末の Q & A で取り上げています．これらにより，患者さんご自身の状態に最も合った治療法を選択し，意思決定の一助となれるようにサポートします．

このガイドブックがリンパ浮腫を持つ多くの患者さんにとって，症状の把握と治療選択における貴重な情報源となることを確信しております．そして，本書が患者さんの生活の質の向上に貢献することを心から願っております．

最後に，このプロジェクトに遂行してくれましたリンパ浮腫ガイドブック作成委員会のすべての方々への深い感謝の意を表するとともに，その献身的な努力に敬意を表します．

2025 年 3 月

一般社団法人 日本形成外科学会 理事長

貴志 和生

はじめに

　リンパ浮腫でお悩みの患者さんにとって，むくみや重だるさ，痛みや違和感は日常生活に大きな負担となります．基本的な治療として，リンパドレナージや圧迫療法，圧迫しながらの運動などの複合的理学療法を行うことで，これらの症状を和らげ，蜂窩織炎などの皮膚感染症も予防できます．その結果，お好みの服装を楽しみ，仕事や家事など，毎日の生活をより快適に過ごせるようになります．

　しかし，これらの治療で十分な効果が得られない場合には，外科的治療という新たな選択肢があります．これまで，インターネット上に手術に関する情報が断片的にあるのみで，患者さんが安心して外科的治療を選択するための総合的なガイドブックはありませんでした．そこで日本形成外科学会として，『形成外科診療ガイドライン1　2021年版「リンパ浮腫」』に引き続き，患者さんの目線に立った，外科的治療に特化したガイドブックを作成いたしました．

　本ガイドブックでは，外科的治療についてわかりやすく解説し，患者さんご自身が納得して治療を選択できるよう，きめ細かな情報を提供しています．手術の適応から実際の手術方法，術後の経過や長期的な見通しまで，患者さんが知りたい情報を詳しく説明しています．また，術前検査の必要性やその意義についても丁寧に解説しています．さらに，医師，看護師，リンパ療法士など，医療スタッフにとっても，患者さんの状況や気持ちに寄り添いながら治療に取り組むための貴重な情報源となっています．

　本ガイドブック作成にあたり，一般社団法人 日本形成外科学会のリンパ浮腫ガイドブック作成委員会の先生方，患者会の代表の方々，リンパ浮腫療法士の皆様，そしてリハビリテーション医学の辻 哲也先生に心より感謝申し上げます．また，数多くの質問とその回答を丁寧におまとめいただいた佐久間 恒先生，全日本病院出版会 鈴木由子さんにも深く御礼申し上げます．

　最後に，本ガイドブックが，リンパ浮腫でお悩みの患者さんお一人おひとりの治療の道しるべとなり，より良い生活を送るための確かな希望となることを，心より願っております．

2025 年 3 月

一般社団法人 日本形成外科学会 ガイドライン委員会 委員長

鳥山 和宏

『患者さんのためのリンパ浮腫外科的治療ガイドブック』の読み方・使い方

　本書は，日本形成外科学会が発刊している『形成外科診療ガイドライン1　2021年度版「リンパ浮腫」』の中に記載されているリンパ浮腫に対する外科的治療を中心として，患者さんにぜひ知ってほしい内容をわかりやすく解説するとともに，手術の前後や日常生活で気をつけてほしい内容などを網羅したガイドブックとなっています．患者さんやご家族だけでなく，関連する診療科の医師や看護師を含めた様々な職種の医療関係者にも是非ご一読いただければと思います．

　近年は，インターネットやSNSの普及により，知りたい情報や興味ある話題の最新情報が容易に入手できるようになった一方で，専門的な医学用語が多く，なかなか理解し難い内容であったり，情報過多により何が正しいかの判断がしづらくなってきているのも事実です．そこで本書の作成にあたっては，リンパ浮腫診療に携わる医師や看護師だけでなく，患者会代表の方々にも参加していただき，複数の会議において活発な議論を行ってきました．患者会からいただいたリンパ浮腫の外科的治療に関する疑問や知りたい内容をもとに，患者目線で読み進めていただけるように，実際の診療の流れに沿ったQ & A形式としています．診療の中で頻出する医学用語で最低限知っていただきたいものは，互いの共通言語として解説を加え，難解な専門用語については平易な言葉で置き換えたりしてわかりやすく作成しています．はじめからじっくり読んでいただいても構いませんし，現在自分が興味を持っている内容や，判断に迷っているところから読み進めていただければ，きっと知りたい大切な情報が得られることと思います．

　リンパ浮腫と診断され，治療の1つである外科的治療を行うにあたっては，医療者が行う検査や手術などの医療行為の良い側面(益)と悪い側面(害)を患者さんに理解していただいた上で，患者さんの置かれている生活環境や健康状態を互いに共有し，患者さんと医療者で益と害のバランスを検討しながら，治療を受けるか否かを相談して決めていくことが大切です．本書が正しい情報をもとに自分の置かれた環境の中で最善の選択をしていく上での一助となることを願っています．

2025年3月

一般社団法人 日本形成外科学会 ガイドライン委員会
患者さんのためのリンパ浮腫外科的治療ガイドブック　統括委員長
佐久間　恒

患者さんのための リンパ浮腫外科的治療 ガイドブック

〈目次〉

第1章　リンパ浮腫とは

PQ1　むくみがあります．リンパ浮腫でしょうか？ ……1

PQ1-1　リンパ浮腫と他の浮腫は何が違うのでしょうか？ ……2

PQ1-2　がんの治療やがんの再発・再燃によって起こるリンパ浮腫にはどのような特徴がありますか？ ……7

PQ1-3　がんの治療とは関係しないリンパ浮腫はどのようなものですか？ ……12

PQ1-4　こどもにもリンパ浮腫が生じるのでしょうか？ ……16

PQ2　リンパ浮腫にならないか心配です ……18

PQ2-1　リンパ浮腫の初期症状はどのようなものですか？ ……18

PQ2-2　リンパ浮腫を予防することはできますか？ ……20

コラム

・わたしのむくみはリンパ浮腫かしら？　でも気にしすぎかも….
　相談できる人はきっと見つかります ……23

・リンパ浮腫との適度な距離感 ……24

**PQ3　リンパ浮腫かなと思ったらどうすればよいですか？
どこに相談すればよいでしょうか？** ……26

第2章　リンパ浮腫の診断

PQ4 リンパ浮腫かどうかを知るには，
どのような検査がありますか？ ……………………………… 31

PQ4-1 リンパ浮腫はどのように診断しますか？ …………………………… 31

PQ4-2 リンパ浮腫の重症度がわかる検査はありますか？ ………………… 32

PQ5 リンパ浮腫と診断されたら，
手脚のむくみ以外に気を付ける症状はありますか？ ……… 34

PQ6 リンパ浮腫と診断されました．
治療を受けるためにどのような検査をしますか？ ………… 37

PQ6-1 外科的治療を受けるかどうかを決めるためには
どのような検査が必要ですか？ ……………………………………… 37

PQ6-2 リンパ浮腫の治療を受けるにあたっての
色々な検査方法の特徴を教えてください ………………………… 39

PQ6-2-1 インドシアニングリーン(ICG)蛍光リンパ管造影は
どのような検査ですか？ …………………………………… 39

PQ6-2-2 リンパシンチグラフィはどのような検査ですか？ ………… 41

PQ6-2-3 インピーダンス法はどのような検査ですか？ ……………… 44

PQ6-2-4 超音波検査はどのような検査ですか？ ……………………… 47

PQ6-2-5 MRI 検査はどのような検査ですか？ ………………………… 49

第3章　リンパ浮腫に対する複合的治療

PQ7 リンパ浮腫の複合的治療について教えて下さい ……………………… 53

第4章　リンパ浮腫に対する外科的治療

外科的治療にはどのようなものがありますか？ ·······65

PQ8　外科的治療の考え方と全体の流れについて教えてください ···········66

PQ9　リンパ管静脈吻合術(LVA)の術前に実施される複合的治療や術前の生活について教えてください ···········68

PQ10　リンパ管静脈吻合術(LVA)について教えてください ···········70

- **PQ10-1**　リンパ管静脈吻合術(LVA)とは？ ···········70
- **PQ10-2**　リンパ管静脈吻合術(LVA)の適応と効果について教えてください ·······75
- **PQ10-3**　リンパ管静脈吻合術(LVA)の合併症やデメリットについて教えてください ···········77
- **PQ10-4**　リンパ浮腫を予防するためのリンパ管静脈吻合術(LVA)とは？ ···········79

コラム

- リンパ管静脈吻合術(LVA)における吻合数の数え方 ···········81
- リンパ管静脈吻合術(LVA)における吻合部位の選び方 ···········82
- リンパ管静脈吻合術(LVA)に対する高額療養費制度について ···········84

PQ11　リンパ管静脈吻合術(LVA)後の複合的治療について教えてください ···········86

- **PQ11-1**　入院でリンパ管静脈吻合術(LVA)を受ける場合の手術当日から退院までの経過，複合的治療について教えてください ···········86
- **PQ11-2**　退院後の生活や注意することについて教えてください ···········88
- **PQ11-3**　学校に通っていますが，術前後は何に注意すればよいですか？ ···········91
- **PQ11-4**　仕事をしていますが，職場にどのような配慮を求めることができますか？ ···········92

PQ12 血管柄付きリンパ節移植術(VLNT)の
有効性と安全性について教えてください ……………………………… 93

PQ13 脂肪吸引について教えてください ……………………………………… 96
PQ13-1 脂肪吸引の適応とは? …………………………………………… 96
PQ13-2 脂肪吸引のメリット・デメリットについて教えてください ……………… 98

第5章 **合併症の治療**

PQ14 リンパ浮腫の合併症について教えてください ……………………… 103
PQ14-1 リンパ漏・リンパ小疱が皮膚に出た時, 治療はどうしたらよいですか? … 103
PQ14-2 蜂窩織炎になったらどうしたらよいですか? …………………… 105
PQ14-3 象皮症治療について教えてください …………………………… 107
PQ14-4 骨盤内リンパ嚢胞の治療について教えてください ……………… 109

コラム
• リンパ管静脈吻合術(LVA)を受けた私の感想 ………………………… 112
• 弾性着衣を使用していて感じたこと ……………………………………… 114
• 生活の中で行っている "私の工夫や対処法" ………………………… 116

巻末 Q&A …………………………………………………………………… 118

あとがき ……………………………………………………………………… 132

索引 …………………………………………………………………………… 136

※本ガイドブックは2024年時点の日本国内の医療
状況に基づいて作成しています. 他の国や地域の
状況には必ずしも当てはまらない可能性があります

「患者さんのためのリンパ浮腫外科的治療ガイドブック」
作成委員一覧

編　集
日本形成外科学会

後　援
日本形成外科学会

理事長　　貴志　和生　慶應義塾大学病院 形成外科

日本形成外科学会 ガイドライン委員会

委員長　　鳥山　和宏　名古屋市立大学病院 形成外科

リンパ浮腫ガイドブック作成委員会　委員一覧

統括委員長
佐久間　恒　東京歯科大学市川総合病院 形成外科

班　長
〈診断班〉

総班長　秋田　新介　千葉大学医学部附属病院 形成・美容外科
　　　　大西　文夫　埼玉医科大学総合医療センター 形成外科・美容外科
　　　　鈴木　悠史　慶應義塾大学病院 形成外科
　　　　安永　能周　静岡県立静岡がんセンター 再建・形成外科
　　　　矢吹雄一郎　横浜労災病院 形成外科

〈治療班〉

総班長　成島　三長　三重大学医学部附属病院 形成外科
　　　　岩永　紘征　大阪梅田 形成外科・リンパ浮腫 LS クリニック
　　　　関　　征央　がん研有明病院 形成外科
　　　　塗　　隆志　大阪医科薬科大学病院 形成外科
　　　　山下　修二　川崎医科大学附属病院 形成外科・美容外科

班　員

浅香　明紀	大阪医科薬科大学病院 形成外科
新井　理恵	川崎医科大学総合医療センター 形成外科
石浦　良平	三重大学医学部附属病院 形成外科
片山　　陸	静岡県立静岡がんセンター 再建・形成外科
北山　晋也	横浜市立大学附属病院 形成外科
木村　知己	川崎医科大学附属病院 形成外科・美容外科
金城　勇人	伊那中央病院 形成外科・美容外科
河野　　暉	埼玉医科大学総合医療センター 形成外科・美容外科
徳元　秀樹	千葉県がんセンター 形成外科
長島　隼人	栃木県立がんセンター 形成外科
前田　尚吾	市立ひらかた病院 形成外科
三井　康平	三重大学医学部附属病院 形成外科
森　　裕晃	静岡県立静岡がんセンター 再建・形成外科

作成協力者

辻　　哲也	慶應義塾大学病院 リハビリテーション科
塚越みどり	東海大学医学部看護学科 基礎看護学 看護科
奥田奈々恵	栃木県立がんセンター 看護部
伊藤　総江	東京歯科大学市川総合病院 看護部
広瀬真奈美	一般社団法人 キャンサーフィットネス
岩澤　玉青	リンパ浮腫ネットワークジャパン(リンネット)

評価小委員会

前川　二郎	横浜市立大学名誉教授／目黒本町 MJ クリニック
橋本　一郎	徳島大学病院 形成外科・美容外科

リンパ浮腫外科的治療ガイドブックの利益相反状況の開示について

　下記に，本ガイドブックの作成に関わった委員（前ページ 作成委員一覧参照）の利益相反関連状況を開示します．（開示期間：2022年1月1日～2024年12月31日）

- 合併に伴う社名変更等もありますが，企業等との経済的関係が発生した時期において記載しています．
- 該当する場合のみ，具体的企業名（団体的）・職名を記載しています．

一般社団法人 日本形成外科学会 倫理委員会

〈利益相反状況の開示項目〉

A. 申告者自身の申告事項

1) 企業や営利を目的とした団体の役員，顧問職について，1つの企業・団体からの報酬額が年間100万円以上である場合．
2) 株の保有について，1つの企業における1年間の株による利益（配当，売却益の総和）が，100万円以上，あるいは当該企業の全株式の5％以上を保有している場合．
3) 企業や営利を目的とした団体からの特許権使用料について，1つの特許権使用料が年間100万円以上である場合．
4) 企業や営利を目的とした団体から，会議の出席（発表）に対し，研究者を拘束した時間・労力に対して支払われた日当（講演料など）について，1つの企業・団体からの年間の日当（実費分を除く）が合計50万円以上である場合．
5) 企業や営利を目的とした団体がパンフレットなどの執筆に対して支払った原稿料について，1つの企業・団体からの年間の原稿料が合計50万円以上である場合．
6) 企業や営利を目的とした団体が提供する研究費について，1つの企業・団体から，申告者が実質的に使途を決定し得る研究契約金で実際に割り当てられた総額が年間200万円以上である場合．
7) 企業や営利を目的とした団体が提供する奨学（奨励）寄附金について，1つの企業・団体から，申告者が実質的に使途を決定し得る奨学（奨励）寄附金で実際に割り当てられた総額が年間200万円以上である場合．
8) 企業などからの寄付講座に所属している場合．
9) その他の報酬（研究とは直接無関係な旅行，贈答品など）について，1つの企業・団体から受けた報酬が年間5万円相当以上である場合．

B. 申告者の配偶者，一親等の親族，または収入・財産を共有する者の申告事項

10) 企業や営利を目的とした団体の役員，顧問職について，1つの企業・団体からの報酬額が年間100万円以上である場合．
11) 株の保有について，1つの企業における1年間の株による利益（配当，売却益の総和）が，100万円以上，あるいは当該企業の全株式の5％以上を保有している場合．
12) 企業や営利を目的とした団体からの特許権使用料について，1つの特許権使用料が年間100万円以上である場合．

貴志和生

1) 株式会社　IDEA／慶光会

上記以外，全項目該当なし

以上

患者さんのためのリンパ浮腫外科的治療ガイドブック

第1章

リンパ浮腫とは

患者さんのためのリンパ浮腫外科的治療ガイドブック

PQ1 むくみがあります．リンパ浮腫でしょうか？

A ヒトの体は様々な要因で「むくみ」を発症します．そのむくみがリンパ浮腫かどうかには，慎重な判断が必要になります．本書を参考にしていただき，気になる点があれば，主治医へ相談するか，専門の医療機関を受診してください．

リンパ浮腫はリンパ液の流れが何らかの原因で悪くなることにより，リンパ液が皮下にたまって生じた「むくみ」です．その「むくみ」は自然に軽くなるものもありますが，徐々に悪くなるものもあります．そのようなものに対して迅速に適切な対応を取ることで，なるべく悪くならないようにすることが可能です．ただし，「むくみ」は非常に身近な症状でもあります．そのため，「むくみ」の原因をきちんと判断して，それに合った対応をとることが重要です．

この項目ではリンパ浮腫の特徴をまとめました．その特徴に近いむくみを感じている方は，主治医に相談するか，専門の医療機関を受診することをお勧めします．

PQ 1-1　リンパ浮腫と他の浮腫は何が違うのでしょうか？

A リンパ浮腫はリンパ液の流れが悪くなったことが原因で発症する浮腫を指します．太ももや二の腕の浮腫で気付く方が多いようです．個人差はありますが，徐々に進行し，浮腫の範囲が広がったり，浮腫が生じている皮膚や皮下組織が厚く硬くなったりします．

● いろいろな浮腫とリンパ浮腫

　ヒトの体は皮膚，脂肪，筋肉，骨などの組織でできています．それらは，動脈からの血液によって酸素や水分，栄養分が補給され，静脈やリンパ管によって二酸化炭素や余剰な水分，老廃物が回収されます（図1）．この補給と回収のバランスによって体全体の生命活動が維持されていると言っても過言ではありません．

　このバランスが崩れると体の組織に正常より多くの水分がたまり，「浮腫」と言われる状態になります．浮腫は体中のどこにでも生じる可能性はありますが，生じた浮腫のうち，皮膚や皮下組織に生じたものを「むくみ」として感じます．浮腫自体は，炎症などで血管の水分透過性が上がったり，静脈やリンパ管の機能が低下し余剰な水分や老廃物の回収が滞ったりすることで生じます．水分や老廃物を回収する能力が低下する「きっかけ」が浮腫を生じている患部にないものは「全身性浮腫」に分類されます．一方，そのような原因が患部にあるものを「局所性浮腫」と言います．

　全身性浮腫の代表例は心不全や腎不全などによる浮腫です．心機能が低下し血液の循環が悪くなることで体中に水分がたまったり，腎機能が低下し水分を体外に排出しづらくなったりすることで発症します．重力の影響を受けやすい下腿（膝から下）などが左右同じように浮腫を生じることが典型的です．眼瞼などの顔面部に浮腫が生じることもあります．

　一方，局所性浮腫の代表例は静脈うっ滞性浮腫です．加齢により静脈の機能が低下し，静脈血が滞ることで水分が皮下組織に貯留し発症することが多いです．重力の影響を受けるため，主に下肢（脚）に発症します．静脈の機能が低下していない肢や患部には発症しません．**リンパ浮腫も同様に局所性浮腫に分類されます．**浮腫を生じている患部，もしくはその中枢でリンパ液の流れが障害されることにより発症します．

図1 血液とリンパの循環

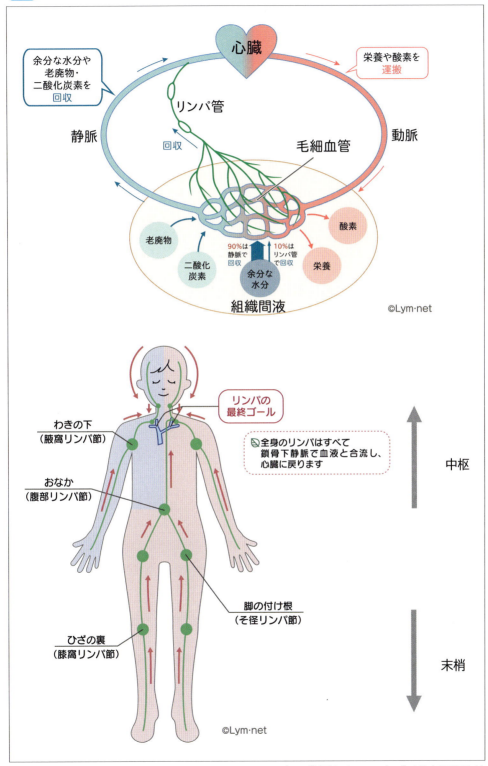

(リンパ浮腫ネットワークジャパン HP より引用改変)

● リンパ浮腫が発症する原因に基づいた分類

リンパ浮腫は世界的にはヒトのリンパ管やリンパ節に寄生する寄生虫の1種であるフィラリア(バンクロフト糸状虫などが代表的です)による感染症に関連したものが多く,世界で1億人もの方が罹患しているというデータがあります.日本においてはフィラリアによる感染症は約40年以上報告されていません.一方,**日本ではがんなどの悪性腫瘍の治療に関連して発生するリンパ浮腫が多く,全体の90%と言われています**.悪性腫瘍にはリンパ液の流れを介してリンパ節に転移するものがあり,腫瘍の進行の程度やリンパ節転移の徴候の有無などからリンパ節郭清(リンパ節を広く切除)をすることがあります.そして,そのような治療を行った患者さんの一部にリンパ浮腫が発症します.このような外科的治療の他にも,放射線療法や化学療法でリンパ液の流れが悪化したり,外傷などを契機に発症し,同様の経過をたどることがあります.

リンパ節の切除などリンパ液の流れの悪化の原因がはっきりしているリンパ浮腫を「続発性リンパ浮腫」と表現し,分類しています.一方,原因がわからないリンパ浮腫を「原発性リンパ浮腫」と言います.それぞれ特徴的な症状を示すことがあります.しかし,いずれもリンパ液の流れが悪化することで発症するため,これらを検査で評価することで診断します.

● 病状の進行期による分類

リンパ浮腫ではリンパ液がリンパ管にうっ滞する(停滞する)ため,その内圧が上昇することにより時間をかけて硬く線維化していく(変性する)ことが知られています.ひとたびこの変化が生じると正常には戻りにくいこともわかっています.線維化したリンパ管はリンパ液を輸送する能力が低く,行き場を失ったリンパ液が皮下脂肪や皮膚にあふれ出ます.リンパ液が皮下脂肪や皮膚にあふれていると浮腫を感じるようになるばかりでなく,さらにその部位が徐々に線維化していきます.この変化もなかなか正常には戻りにくく,徐々に悪化すると考えられています.つまり,**リンパ浮腫は慢性的に,かつ徐々に進行することが多い**とされています.

リンパ浮腫の進行を症状や皮膚の状態で分類して,治療につなげることが以前より行われています(表1,図2).リンパ浮腫の初期段階においてはリンパ液の滞りがあっても浮腫が明らかではなかったり,症状として感じることがなかったりします(0期).しかし,その滞りが持続すると,徐々に自覚できるレベルの浮腫を生じます.ただ,脚や腕を挙上する(挙げる)ことにより治まることがほとんどです(Ⅰ期).さらに病状が進行すると,患肢の挙上を行っても浮腫が改善しません(Ⅱ期).この時期においては,むくんでいる腕や

表1 国際リンパ学会(International Society of Lyphology；ISL)による病期分類

病期	臨床的特徴
0期	潜在性または無症候性の状態で，リンパ液輸送が障害されているが，浮腫は明らかには認めない．
Ⅰ期	浮腫を認めるが患肢を挙上することにより軽快する．圧痕性浮腫を認めることもある．
Ⅱ期	患肢の挙上だけでは腫脹が改善しなくなり，圧痕性浮腫をはっきり認める．
Ⅱ期後期	組織の線維性をきたし，非圧痕性浮腫を認める．
Ⅲ期	象皮症様変化や表皮肥厚，脂肪沈着などの皮膚変化をきたし，強い非圧痕性浮腫を認める．

(International Society of Lymphology，2016 より和訳して引用)

脚を指で押すとその指の痕が残るような状態になります(圧痕性浮腫)．しかし，前述の通り皮下組織の線維化が進むと，指で押した痕もつかないような状態になっていきます(Ⅱ期後期)．さらに重症化すると，皮膚が厚く硬くなります※(Ⅲ期)．そのため，リンパ浮腫と診断された場合は，適正なタイミングで適切な処置を行い，線維化の進行を予防することが望ましいです．

　皮膚や皮下組織，リンパ管が線維化するメカニズムは世界中の研究者によって研究が進められています．脂肪細胞や炎症が関係していると考えられており，将来的には，それらを活用した新しい治療法が発明されるかもしれません．しかし，後述の通り圧迫療法を中心とした保存療法で物理的にたまったリンパ液を逃がしたり，リンパ管を顕微鏡で扱うような外科的治療でリンパ液の流れを改善させたりする治療が行われています．

※医学的には象皮症と呼ばれていますが，今後，「象皮症」から別の用語への変更が検討されています．

PQ1　むくみがあります．リンパ浮腫でしょうか？

図2

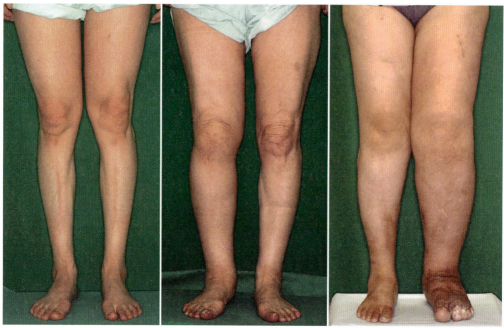

左：軽症：両側下肢続発性リンパ浮腫：両側大腿部内側を中心に浮腫を認めます．
中：中等症：みぎ下肢続発性リンパ浮腫：みぎ大腿下腿を中心に浮腫を認めます．
右：重症：ひだり下肢続発性リンパ浮腫：ひだり大腿，下腿に浮腫を認めます．足部には象皮症様変化をきたしています．
（前川二郎著：グラフィック　リンパ浮腫診断—医療・看護の現場で役立つケーススタディー，p.34（左），p.38（中），p.52（右），全日本病院出版会，2019．より引用）

PQ 1-2 がんの治療やがんの再発・再燃によって起こるリンパ浮腫にはどのような特徴がありますか？

A リンパ節の切除を伴う外科的治療や放射線療法，化学療法を行った患者さんの一部において発症します．治療が終わって数か月経過しても，腕や脚の「むくみが引ききらない」「一旦引いたむくみが悪くなってきた」といったことで気付かれる方が多いです．

● どのようなヒトがリンパ浮腫になりやすいのでしょうか？

悪性腫瘍にはリンパ液の流れを介してリンパ節に転移するものがあり，腫瘍の進行の程度やリンパ節転移の徴候の有無などからリンパ節を広く切除した患者さんの一部にリンパ浮腫が発症します（図3）．その頻度は文献的報告によりばらつきがありますが，乳がんなどの術後においては約20％，子宮がんなどの術後においては2.4〜36％と言われています．乳がんにおいては「センチネルリンパ節生検術（がんに一番近いと思われるリンパ節を採取して転移があるかどうかを調べる方法）を行った上でリンパ節郭清を行うかどうかを決めるといった方法があります．乳房に近いリンパ節を少量採取する方法なので，その方法単独であれば上肢（腕）からのリンパ液の流れが悪化する可能性は低いはずです．しかし，5〜8％の頻度でリンパ浮腫を発症したという報告があります．婦人科や泌尿器科領域の手術においては，下肢（脚）からのリンパ液が流れ込むリンパ節を直接的に切除する手術がありますが，行っていなくても下肢のリンパ浮腫になる方がいます．

なお，「どのような方が発症しやすいか」ということに関して研究が重ねられています．乳がん術後の方に限っては肥満が浮腫発症の関連因子として報告されていますが，血圧測定や飛行機での移動が関係するかどうかはわかっていません．リンパ浮腫発症を予防するための圧迫療法はこれまで十分なデータがありませんでしたが，近年，上肢のリンパ浮腫について予防効果があるとする報告が見られます．一方で，予防的な圧迫療法については保険適用外になることや，圧迫療法を続けることが日々の生活にとって負担になる可能性もあります．予防治療に興味を持った場合には，主治医やリンパ浮腫の専門的知識や技術を持つ医療者に相談してみましょう．

リンパ節の切除の仕方を工夫する，という試みも行われています．具体的には，腕や脚のリンパ液の流れに関連するリンパ節のうち腫瘍との関連性が低いものは切除の対象から外すというものです．悪性腫瘍の根治性を維持したままリンパ浮腫発症リスクを下げることができれば，非常にすばらしいことだと考えます．しかし，リンパ浮腫になるリスクを重要視するあまり悪性腫瘍を取り残して生命を危険にさらすことは本末転倒です．**リン**

PQ1 むくみがあります．リンパ浮腫でしょうか？ 7

図3

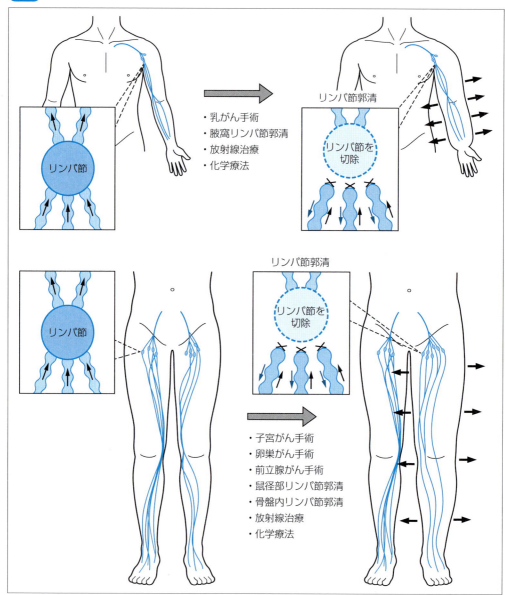

パ節なども対象となる治療を受ける場合は，主治医の話をよく聞いて納得した上でその治療を受けるようにしてください．

　放射線療法や化学療法によっても，リンパ液の流れが悪化することがわかっています．放射線療法は悪性腫瘍の細胞が体に残っている可能性がある場合や腫瘍が大きくなって痛みを感じる場合などに適応されます．悪性腫瘍の細胞の特徴に応じて，なるべく悪性腫瘍だけに効果を持つような方法が選択されますが，どうしても周囲の正常組織や細胞にも影

響が出てしまいます．ただし，基本的には放射線は照射された範囲にしかその効果はありません．放射線療法を受けた場合は，**体のどの場所にどのような方法で，何回ぐらい放射線を照射したかを記録**しておくと，万が一浮腫を発症した際にその原因の判断材料として有用です．また，化学療法においても同様に，悪性腫瘍の細胞の特徴に応じて，なるべくそれらにしか効果を持たないような抗がん剤を選択し，複数を組み合わせて治療が行われます．しかし，その抗がん剤の一部には悪性腫瘍の細胞のみならず，リンパ管・血管の細胞や組織に障害を与える可能性があるものがあります．化学療法においても，**どのような薬剤を使用したかを記録**しておくと，浮腫が発症した時の判断材料として有用です．

● どのような時期に発症するのでしょうか？

　リンパ節を切除するような手術やそれに準ずる治療を受けた場合，その治療中や治療直後からリンパ液は行き場を失い浮腫を生じます．このような浮腫も急性的に発症したリンパ浮腫と言えますが，傷が癒える過程においてリンパ液の流れが回復したり，迂回路を形成したりするなどして，多く場合，浮腫は徐々に引いていきます．しかし，そのような迂回路が十分に形成されなかったり，形成された迂回路の働きが低下したりすることで発症した**慢性的な浮腫をいわゆるリンパ浮腫として扱っています．**

　リンパ浮腫と診断された方たちの経過をデータとしてまとめてみると，多くは手術などを行ってから1年以内に気付かれる方が多いようです．前述の通り，術後のむくみが数か月経っても完全に治らないとか，数か月経過し一旦はむくみが改善したものの再度むくんできた，という経過の方が多いようです．ただし，数年以上経過して発症された方もいますので，「1年経過してむくまなかったから大丈夫」というわけではありません．リンパ節を切除するような手術を受けた方は，腕や脚のセルフケアを継続することが重要です．何かしらの変化に気付いた場合は，主治医にご相談いただくか専門の医療機関への受診をご検討ください．また，片側下肢リンパ浮腫の患者さんにおいても，逆側の脚などをケアしていただき，変化に気付けるようにするのが重要です．

　放射線療法や化学療法を受けた方においても，その治療自体による影響で患部や手足がむくむことがあります．手術後のむくみと異なり，症状が長引くことも少なくありません．そのため，リンパ浮腫かどうかの判断が難しいことが多いです．場合によってはリンパ液の流れを見るような精密検査をしないと診断できないかもしれませんので，主治医と相談して必要があれば専門の医療機関に受診するようにしてください．

どのような部位に発症しやすいのでしょうか？

　リンパ浮腫はリンパ液の流れが悪くなりやすい場所に発生しやすいと言われています．大きな要因として挙げられるのは，その解剖学的特徴（体の構造の特徴）です．具体的には，腕や脚のリンパ液は腋窩（わきの下）や骨盤内のリンパ節に集中しているため，手術で切除したり，手術以外の治療の影響を受けたりするとリンパ浮腫を発症しやすいとされています．一方，頭頚部領域（頭から首にかけた範囲）などにおいてはリンパ液の流れが元々複雑なので，一部のリンパ液の流れが悪くなっても近くの正常な場所に流れ込むため，典型的なリンパ浮腫は発症しにくいと考えられています．さらに，リンパ浮腫に限ったことではありませんが，浮腫は重力や体勢の影響を少なからず受けます．そのため，上肢（腕）と下肢（脚）を比較すると後者の患者さんが多い傾向にありますし，圧迫などの治療への反応も下肢の方が悪い傾向にあるようです．また，左脚からのリンパ液は骨盤内で太い動脈をくぐるようにして流れるため，右脚のリンパ液より流れにくいとされています．そのような影響か，下肢のリンパ浮腫では左脚に浮腫を感じる方が多い傾向にあります．ただし，上肢においては，左右それぞれ独立してリンパ液が流れるので，右側の腋窩リンパ節を取って左側がむくむといったことは極めて稀と言えます．

　続発性リンパ浮腫においては，リンパ節を取った場所の近くから浮腫が発症することが多いです．上肢であれば上腕（腕の肘から上），下肢であれば大腿（太もも）のむくみで気付かれる方が多いようです（図4）．日々のセルフケアの中で，そのようなところに違和感があるようであれば主治医に相談してみてもよいかもしれません．ただし，利き腕・利き足の方が若干太い傾向にあったり，体重や筋肉の量によって太さは増減したりするので，太さの変化や左右差だけでリンパ浮腫になったと不安にならないようにしてください．

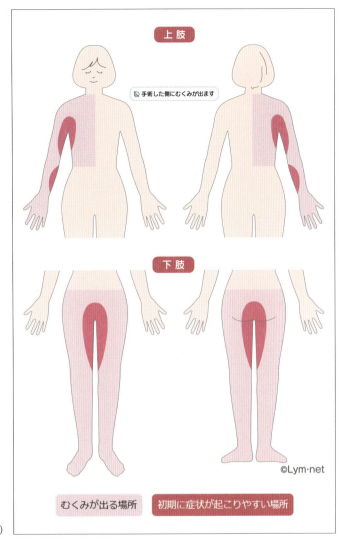

図4
むくみが発症しやすい部位
(リンパ浮腫ネットワークジャパンHPより引用)

リンパ浮腫とがんの再発は関係がありますか？

　リンパ浮腫とがんの再発に直接的な関係はありません．ただし，悪性腫瘍を切除しきれないような患者さんにおいては，悪性腫瘍がリンパ管やリンパ節に詰まることで急にむくみが悪化することがあります．そのような患者さんにおいては，胸腔や腹腔など肺や消化管などが収まっているスペースに水がたまっていたり，栄養が十分でなかったりすることがきっかけとなり，リンパ浮腫以外の浮腫（PQ1-1：p.2）が発症し複合的な浮腫となっていたりします．そのような場合においても，むくみがコントロールされている方が生活しやすいということであれば，浮腫に対して治療します．ただしリンパ浮腫の悪化を完全に予防する，という視点ではなく，**生活のしやすさや快適さなどを重要視して治療や対処法を練ることが大事**だと思います．

PQ1　むくみがあります．リンパ浮腫でしょうか？　　11

PQ 1-3 がんの治療とは関係しないリンパ浮腫はどのようなものですか?

A がんの治療や寄生虫の1種であるフィラリアの感染など，明らかな原因がないにもかかわらず発症したリンパ浮腫を「原発性リンパ浮腫」と言います．これらは続発性リンパ浮腫で認められない症状を示すこともあるため，慎重な評価と対応が必要になります．

● 原発性リンパ浮腫の分類と特徴

　リンパ液の流れを障害する明らかな「きっかけ」がわからないまま発症したリンパ浮腫を「原発性リンパ浮腫」と言います．続発性リンパ浮腫と異なり，様々な原因でリンパ液の流れが悪化した方たちが大きくまとめて一括りになっています．そのため，症状や治療を一元的に説明することが難しいとも言えます．ただし，発症した年齢によって分類することで大まかに一定の傾向が認められるため，それに従った分類をすることが多いです．具体的には生後1歳までにリンパ浮腫を認めるものを「先天性」と言います．生後1歳〜35歳までに発症したリンパ浮腫を「早発性」，それ以降を「遅発性」と分類しています．

　先天性リンパ浮腫は，リンパ管やリンパ節の形成が十分ではなく，リンパ液を十分に運搬できないために発症すると考えられています．リンパ管やリンパ節が体の中で形作られる段階において必要なシグナルがあるのですが，それに関係した遺伝子の変異を認めることもあります．リンパ管腫と言ってリンパ管がこぶ状に膨らんでいることもあります．

　早発性リンパ浮腫も先天性と同様にリンパ管やリンパ節の形成が十分ではない場合が多いとされています．先天性とは異なり，生まれ持ったリンパ液の流れが十分ではなくても，なんとか代わりの働きなどによってリンパ液を運搬できている方が多いようです．しかし，何かをきっかけに発症したのが早発性リンパ浮腫ではないかと考えられています．

　遅発性リンパ浮腫にも，もともとリンパ管やリンパ節の働きが十分ではなかった場合が含まれていると考えられています．それに加えて，もしくはそれらと全く関係なく加齢性の変化や気付かない間にリンパ節の炎症を繰り返すことにより，リンパ液の運搬機能が低下した方が発症すると考えられています．この場合も明らかなきっかけがはっきりとしないため，特別な対策を練ることができないことが難点の1つと言えます．

　いずれの原発性リンパ浮腫もリンパ液の流れが悪いことが原因とされているため，続発性リンパ浮腫と似た部分も多いです．その一方，典型的な症状がなかったり，典型的な経過をたどらなかったりすることもあります．そのため，続発性との違いを意識しながら，臨床症状やリンパ液の流れを見る検査を行って診断し，その状況に合わせた治療や対応を

していきます．

 ### 日本における原発性リンパ浮腫の現況

　日本における原発性リンパ浮腫の患者さんは全国で3,600名程度（人口10万人に対して3人程度：2009年の厚労科研研究班　笹嶋らの調査の報告，2013年）とされています．発症時期による分類とその内訳は，先天性9％，早発性42％，遅発性49％だったそうです．男女別に比較すると女性が多い傾向にあります．原発性リンパ浮腫という疾患への理解が社会的に広まり，研究が進むとこれらの数字は変わっていく可能性があるため，今後の解析や研究が望まれる領域です．

　リンパ浮腫は慢性的な経過をたどるため，長期的なケアを必要とします．そのため，治療に必要な包帯や弾性着衣などにあてられる金銭的負担があるにもかかわらず，リンパ浮腫に対する療養費支給などの医療福祉的な助成はありませんでした．しかし，2008年には続発性リンパ浮腫に，2020年には原発性リンパ浮腫に対して療養費支給が認められるようになりました．これにより，治療に使用する包帯や弾性着衣の費用負担の一部が医療保険により賄われることになりました．この支給を受けるためには医師の指示などとその証明が必要となりますので，主治医にお問い合わせいただくか，もしくは専門の医療機関を受診してください（表2，図5）．さらに18歳未満の原発性リンパ浮腫の方は小児慢性特定疾病の対象疾病となっていますので，併せて主治医や専門の医療機関へお問い合わせください．

表2 弾性着衣等※の療養費支給について

※弾性着衣等：弾性ストッキング，弾性スリーブ，弾性グローブ，弾性包帯

平成 20 年 3 月 21 日　保医発第 0321001 号
令和 2 年 3 月 27 日　保医発 0327 第 7 号
令和 3 年 3 月 24 日　保医発 0324 第 3 号

1. **支給対象となる疾病**
   - 鼠径部，骨盤部，腋窩部のリンパ節郭清を伴う悪性腫瘍の術後に発生する四肢のリンパ浮腫
   - 原発性の四肢のリンパ浮腫

2. **支給対象になる弾性着衣等の種類**
   ①製品の着圧
   　30 mmHg 以上の弾性着衣
   　ただし，関節炎や腱鞘炎により，強い着圧の弾性着衣が装着できない場合など，医師の判断で特別な指示がある場合は，20 mmHg 以上の着圧であれば支給可.

   ②支給回数
   　1 度に購入する弾性着衣は，装着部位ごとに 2 着を限度とする. また，前回購入してから 6 か月以上経過して新たに購入したものは療養費として支給可能.
   　※パンティストッキングタイプの弾性ストッキングは，両下肢に必要な場合であっても 2 着が限度.
   　※上肢と下肢に必要な場合，左右の上肢に必要な場合，右上肢で弾性スリーブと弾性グローブの両方が必要な場合などは，医師による指示があれば，それぞれ 2 着を限度とする.

3. **弾性包帯の支給**
   ①支給対象
   　1. の疾患で，医師の判断により弾性着衣を使用できないとの指示がある場合に限る.

   ②支給回数
   　1 度に購入する弾性包帯は，装着部位ごとに 2 組が限度.
   　また，前回の購入後 6 か月経過後において再度購入された場合は，療養費として支給可.

4. **支給額**
   下記の金額を上限に，購入額から自己負担額を引いた金額が支給される.
   弾性ストッキング　　　　　　28,000 円
   　　　　　　　　　　　　　　片脚用 25,000 円
   弾性スリーブ　　　　　　　　16,000 円
   弾性グローブ　　　　　　　　15,000 円
   弾性包帯※※　　　　　　　　上肢 7,000 円
   　　　　　　　　　　　　　　下肢 14,000 円
   ※※医師の判断により，弾性着衣を使用できないとの指示がある場合に限る.

5. **申請に必要な書類**
   - 療養担当にあたる医師の弾性着衣等の装着指示書
     （装着部位，手術日等が明記されていること. 別紙様式 (図 5) を参照.）
   - 弾性着衣等を購入した際の領収書または費用の額を証する書類.

※詳しくは，所属されている保険者の事業所 (役所の保険年金課や協会けんぽ，健康保険組合など) にお問い合わせください.

図5 弾性着衣等　装着指示書

（別紙様式）

（　悪性腫瘍の術後　・　原発性　）弾性着衣等　装着指示書

住　　　所			
氏　　　名		性別	男・女
生 年 月 日	明・大・昭・平・令　　　　年　　　　月　　　　日		
診 　断 　名			
手術等年月日	昭・平・令　　　　年　　　　月　　　　日		
手術の区分	（　鼠径部　・　骨盤部　・　腋窩部　）のリンパ節郭清を伴う 悪性腫瘍（種類　　　　　　　　　　　　　　　　　　　　　　）		
装着指示日	令和　　　　年　　　　月　　　　日		
患　　　肢	右上肢　・　左上肢　・　右下肢　・　左下肢		
弾性着衣等 の　種　類	ストッキング ・ スリーブ ・ グローブ ・ 包帯（※5） （　　着）　　（　　着）　　（　　着）　　（　　着）		
着 圧 指 示	mmHg		
特 記 事 項			

※記載上の注意
1　各欄に記載又は該当項目に○を付すこと。
2　「手術等年月日」欄について、悪性腫瘍の術後の場合、手術年月日を記載する。なお、他院で
　　術を行った等の理由により詳細な日付は判らない場合は、「何年何月頃」との記載でも良い。
　　また、原発性の場合、診療開始日を記載すること。
3　「手術の区分」欄の「（種類　　　）」について、悪性腫瘍の具体的な種類を記載すること。
4　「患肢」及び「弾性着衣等の種類」が複数ある場合は、その内訳を「特記事項」欄に記載する
　　こと。
5　「弾性着衣等の種類」が包帯の場合は、包帯の装着を指示する理由を「特記事項」欄に記載
　　すること。
6　「着圧指示」が30mmHg未満の場合は、装着が必要な理由を「特記事項」欄に記載すること。

本患者は、上記疾患のため、患肢を常時圧迫する必要があり、弾性着衣等の
装着を指示しました。

令和　　　年　　　月　　　日

医療機関名
所　在　地
電 話 番 号
医　師　名

PQ 1-4　こどもにもリンパ浮腫が生じるのでしょうか？

A　リンパ管の形成が不十分で生まれつき，もしくは生後に発症するリンパ浮腫があります．リンパ管の形成に関連する遺伝子の異常を伴うケースや，全くそのようなものが見つからないケースなどがあります．診断自体も難しいことが少なくありません．

こどもに生じるリンパ浮腫に関して

ヒトは母体の中で形作られる際，いろいろな遺伝子が働くことによって適切な部位に機能的な形の組織や臓器が形成されます．リンパ管が形作られる時にも数多くの遺伝子が発現し，その発生を誘導しています．それらの遺伝子の一部に異常があると，リンパ管やリンパ節がうまく形作られず，十分な機能を持たずに生まれてくることがあります．それを原発性リンパ浮腫の中でも先天性リンパ浮腫や早発性リンパ浮腫と言います．これらの原因となる遺伝子については，リンパ浮腫に罹患している患者さんやその家族を解析したり，データを収集したりするような研究が世界中で行われています．それらの研究により，*FOXC2*，*VEGFR-3*，*SOX18* など，発症と関連する遺伝子の異常が次々と挙げられており，現状としては遺伝子の解析と理解が少しずつ進んできていると言えます．しかし，実際の診療において遺伝子検査をしても，その異常が判明し確定されるものは一部ですし，治療に直接的に活かされるものは少ないのが現状です．今後の更なる研究が期待されるところになります．

幼児や小児であっても小さいうちに検査をした方がよいですか？

幼児や小児であってもリンパ管やリンパ節の形成が十分ではない場合，リンパ液がうっ滞してリンパ浮腫になります．そのようなリンパ管やリンパ節は形や大きさ，数が少ない場合（低形成）や，それらの存在がないこと（無形成）もあります．さらに，通常と比較すると何倍もの太さのリンパ管が形成されているものの，機能的には不十分だったりすること（過形成）もあります．リンパ管の構造そのものが弱い場合，「リンパ管奇形」といって瘤のように膨れてたりスポンジ状になったりしています．

このような状態を早期に評価し診断することで，浮腫の治療につながります．特に画像検査を行うと，浮腫はなく正常と思われていた四肢（腕や脚）や頭頚部，胸腹部にリンパ管の形成が同定されることがあります．このような画像検査はこどもの時の状態を記録とし

16　患者さんのためのリンパ浮腫外科的治療ガイドブック

て残しておく目的でも活用できます．**画像検査は幼児や小児の治療において長い目で見ると重要です**．

　しかしその一方で，リンパ浮腫を診断するための検査には，MRI のように長時間じっとしていなければならないものや，リンパ液の流れを見るために注射をするようなものがあります．そのような長時間の安静や疼痛のコントロールを目的として鎮静薬により眠った状態にして検査しなければならないこともあります．検査自体や鎮静などは，お子さんにとっては負担も少なくありません．**リンパ浮腫を診断するための検査をするかどうかについては，総合的な判断が必要です**．

● 医療費の助成に関して

　原発性リンパ浮腫の中でも先天性リンパ浮腫は長期的で継続的なケアを必要とします．そのため，治療に関連した負担は軽くありません．本邦において，原発性リンパ浮腫は2018 年 4 月 1 日に小児慢性特定疾病の対象疾病となりました．18 歳未満の患者さんにおいては医療費の助成を受けられる可能性があります．助成を受けるためには指定医の診断が必要になりますので，主治医や専門の医療機関へご相談ください．

　さらに，2015 年より頚部顔面領域における巨大リンパ管奇形も指定難病となっています（指定難病 278）．四肢や頭頚部に原発性リンパ浮腫を認めるお子さんのうち，頚部や顔面領域に大きなリンパ管奇形を伴う方は助成を受けることができます．こちらも助成を受けるためには指定医の診断が必要になります．併せて主治医や専門の医療機関へご相談ください．

患者さんのためのリンパ浮腫外科的治療ガイドブック

PQ2　リンパ浮腫にならないか心配です

PQ 2-1　リンパ浮腫の初期症状はどのようなものですか？

A 腫れ（むくみ・張り感），可動域の制限，不快感や重だるさ，日常活動の困難，以前は問題のなかった衣服や靴が合わなくなるなどのうち，いくつかの初期症状が自覚されることがあります．これらの症状が見られる場合，特に時間が経過しても症状が継続または悪化する場合は，早急に医療の助言を求めることが重要です．

● リンパ浮腫の初期症状

　リンパ浮腫の初期症状は個人や病態の重症度によって異なります．しかしながら，リンパ浮腫の一般的な早期の徴候や症状には，以下が含まれます．

- **腫れ（むくみ・張り感）**：影響を受けた部位や手足が腫れて重く，窮屈に感じることがあります．また圧痕（指で押したところが凹んだままになる状態や衣服の跡）が残りやすくなるなどの症状が見られることがあります．特に初期の変化として手足の甲や手くび・足くびなどの末梢部位での腫れを自覚することも多いですが，上腕部（腕の肘から上）・大腿部（太もも）や腋窩（わきの下）・鼠径部（脚の付け根）の浮腫が，手足の末梢部位よりも先行することがあります．また，これによって以前は問題のなかった衣服や靴が合わなくなることがあります．腫れも初期は一過性であり，起床時や安静時には軽快し，活動後に悪化するなど，症状の日内変動を伴うことが多いです．
- **可動域の制限**：影響を受けた手足や関節の可動域に制限を感じることがあります．
- **不快感や重だるさ**：影響を受けた部位に不快感や重だるさといった漠然とした症状を感じたり，活動時に悪化することがあります．また，それに伴い歩行，階段の上り下り，影響を受けた手足を使う日常生活動作など，日常活動に困難を感じることがあります．

　リンパ浮腫が進行してくると，腫れが引かなくなる，皮膚が厚くなり鱗屑状（うろこ状のかさぶたのようなもの）になる，痛みがでてくるといった症状も呈するようになります．

リンパ浮腫の自己チェック

リンパ浮腫の自己チェック方法をいくつか紹介します.

①鏡を使って,対象部位の太さ,シルエット,色調に変化がないかを確認します.
手足の左右差を比較し,違いがあるかを確認します.
皮膚から透けて見える静脈や腱の見え方に変化がないか,不明瞭になっていないかを観察します.リンパ浮腫によって,これらの形や様子が見えにくくなることがあります.

②衣服による圧痕の確認:通常よりも衣服の跡がつきやすくなる場合があります.また,むくんでいる部位に数秒間指を押し当て,指を離した後,皮膚が凹んだままであれば,リンパ液がたまっている可能性があります.

③周径の測定:測定テープ(メジャー)を使って,毎回同じ時間,ポイントでむくんでいる部位の周囲長を測定します.これらの測定値を日々記録し,変化があるかどうかを確認します(p.61,図24参照).

④患肢(リンパ浮腫になった腕や脚)において発赤(皮膚が赤みを帯びる)や熱感(通常よりも温かく感じる)のある場所がないかを確認する.その他,かゆみや発疹,硬さ,ざらつきなど,皮膚の変化に注意を払いましょう.

定期的な自己チェックを行うことで,リンパ浮腫を早期に発見し,迅速な医療を受けることができます.これらの徴候や症状に気付いた場合,特に時間が経過しても症状が継続または悪化する場合は,早急に医療の助言を求めることが重要です.早期発見と管理はリンパ浮腫の進行を遅らせ,症状を改善するのに役立ちます.

PQ 2-2　リンパ浮腫を予防することはできますか？

A　リンパ浮腫を完全に予防することはできませんが，発症のリスクを減らす方法や，すでに発症している場合は悪化を抑える方法があります．これらの方法には以下のものがあります．
- バランスのとれた食事をとって，肥満を避け健康な体重を維持する
- 軽い運動やストレッチをする
- 毎日肌の清潔・適度な保湿を保ち，乾燥や傷，亀裂（皮膚が裂ける）などの皮膚トラブルを避ける
- 過剰な身体的・精神的ストレスを避ける
- リンパ浮腫を発症した際の対処法を学ぶ

● リンパ浮腫の発症や悪化のリスク

　体重増加や肥満がリンパ浮腫発症および悪化のリスクであることは文献的にも報告されています．これは，過剰な脂肪組織がリンパ液を排出する能力を損なうためです．そのため，肥満または急な体重増加により，リンパ浮腫を発症するリスクが高くなる可能性があります．また，既にリンパ浮腫と診断されている場合も悪化する可能性があります．

　四肢（腕や脚）の一部をきつく締め付ける服装も，リンパ浮腫発症および悪化のリスクとなり得ます．これは，影響を受けた部位からのリンパ液の流れを妨げる（リンパ液を排出することがより困難になる）可能性があるためです．したがって，リンパ浮腫のリスクのある腕や脚に部分的な締め付けの強い衣服を着用しないようにする必要があります．

　食事に関しては，特定の食事要因がリンパ浮腫を直接引き起こすという証拠はありません．ただし，栄養素が偏った食事，過剰な塩分摂取，貧血，栄養不足（低タンパク血症）はリンパ浮腫の発症や悪化に影響する可能性があります．したがって，バランスのとれた健康的な食事を維持することで，これらのリスク要因を管理し，リンパ浮腫のリスクまたは重症度を減らすことができるかもしれません．

　患肢の感染や蜂窩織炎などの強い炎症はリンパ浮腫発症・悪化と関連すると考えられます．そのため，適切なスキンケアにより患肢の皮膚の状態を最適に保ち，外傷を避け，細菌の侵入を防ぐことが重要です．

　リンパ浮腫の発症や悪化を予防し合併症のリスクを減らす方法について，個別のアドバイスを受けるために専門の医療機関に相談することをお勧めします．

リンパ浮腫のリスクがある・すでにリンパ浮腫を発症している人ができる運動や仕事

　リンパ浮腫の方は一般的に，疲れを感じたり，翌日筋肉痛にならない程度の中程度の運動を行うことができます．これにはストレッチ，負荷トレーニング，ウォーキング，水泳，アクアエクササイズなどが含まれます．ただし，患肢に過剰な負担をかけること，例えば重い物を運んだり，上肢(腕)の反復動作を頻繁に行う作業をすることは避ける必要があります．また，長時間の立ちっぱなしや座りっぱなし，庭仕事も避けることが推奨されています．

　仕事に関しても，患肢の反復動作を含む，長時間の立ちっぱなしや座りっぱなしの仕事は避けることが推奨されます．適度な休憩を取り，過度な労働を避けることが大切です．

　しかし運動をした方がよいという報告もあり，身体的のみならず精神的にもよりよい生活を送るために，あなたの状態に合った運動計画を提案できる医師やリンパ浮腫の専門的知識や技術を有する医療者などに相談し，決めるのがよいでしょう．

運動や仕事以外に，リンパ浮腫のある人が避けるべきこと

　リンパ浮腫のある人は，過度な身体的または精神的ストレスを引き起こす活動を避ける必要があります．たとえば極端な温熱，入浴，温泉，サウナ，岩盤浴，コタツなどは注意が必要です．さらに患部に擦り傷，切り傷，やけど，虫刺され，ペットによる引っかきなどの外傷をつくることを避けるようにすることが重要です．また，巻き爪や水虫を適切に治療して，更なる合併症を予防することも重要です．患肢に対しての強いマッサージ，鍼治療，レーザーまたは針による脱毛治療などは，組織への損傷を引き起こし，リンパ浮腫を悪化させる可能性があります．ただし，患肢での採血や血圧測定などの医療行為はリンパ浮腫の発症や悪化に大きな関連はないとされています．具体的なアドバイスや指導については，必ず医師やリンパ浮腫の専門的知識や技術を有する医療者に相談することが最善です．

圧迫療法，シンプルリンパドレナージ(SLD)/用手的リンパドレナージ(MLD)，およびスキンケアを含むリンパ浮腫ケアでリンパ浮腫が予防できますか？

　現在，圧迫療法，シンプルリンパドレナージ(SLD)/用手的リンパドレナージ(MLD)，またはスキンケアがリンパ浮腫の発症を予防することを示唆する確定的なエビデンス(科学的な根拠)はありません．ただし，これらの方法は，リンパ浮腫の症状を管理し，進行を

遅らせることが実証されています.

　リンパ浮腫のリスクがある場合やすでにリンパ浮腫と診断されている場合は,圧迫療法,シンプルリンパドレナージ(SLD)/用手的リンパドレナージ(MLD),およびスキンケアを含む適切なリンパ浮腫ケア技術について学ぶことをお勧めします.認定リンパ浮腫療法士から指導を受け,弾性着衣(弾性スリーブ/ストッキング)を正しく着用し,安全に着脱する方法を学んでおくことが重要です.

　スキンケアもリンパ浮腫管理の重要な要素であり,感染や皮膚に亀裂(皮膚が裂ける)が生じることを防ぎ,リンパ浮腫症状を悪化させることを防ぎます.患肢を清潔に保ち,保湿を行い,極端な低温や高温を避け,刺激の強い石鹸やスキンケア製品を使用しないことをお勧めします.

　これらのケアがリンパ浮腫の発症を予防する保証はありませんが,適切なリンパ浮腫ケアについて知っておくことで,発症した際の症状に的確に対処し,病態の進行を防止することができます.リンパ浮腫について懸念がある場合は,早めに医師またはリンパ浮腫の専門的知識や技術を有する医療者に相談してください.

コラム

わたしのむくみはリンパ浮腫かしら？
でも気にしすぎかも…．相談できる人はきっと見つかります

　リンパ浮腫の早期発見と治療の大切さを社会に広げるべく長年精進してきたつもりですが，そんな私の外来においても，診断や治療が後手に回ったことがあります．がん治療後のむくみを自覚して外来にいらっしゃった患者さんを診察したもののはっきりとしたリンパ浮腫の所見がなく，経過観察として3か月後の外来の予約を取得しました．その予約日にいらっしゃる前に，患者さんが蜂窩織炎を起こして救急受診され，その時は非常に後悔しました．それからは一層慎重に診察や検査を行うようになりました．

　リンパ浮腫の診断や治療は日進月歩ですが，決して完全なものではありません．ご自身の体に違和感を生じたら，是非主治医や医療スタッフに相談しましょう．現在の医学教育において，すべての医療従事者は，患者さんの自覚症状の訴えや強い不安には寄り添うべきであるという教育を受けています．不安がある場合にきちんと精査することは，とても大切なことです．もちろん，心配のしすぎや過剰な治療が日々の生活の負担になることは避けなければなりませんが，体に不調がある場合によく調べることは，長く健康でいるためにはとても大切なことです．万一，周りの人や医療者に気にしすぎだと思われてしまった場合は，このガイドブックを一緒に読んでもらって，紹介できる専門家を一緒に探してもらいましょう．もしも人に直接相談しにくい場合は，リンパ浮腫の患者さんのネットワークを活用して相談することもできます．

一般社団法人キャンサーフィットネス
WEBサイト● https://cancerfitness.jp

リンパ浮腫ネットワークジャパン（リンネット）
WEBサイト● https://lymnet.jp/

（「患者さんのためのリンパ浮腫外科的治療ガイドブック」作成委員会）

コラム

リンパ浮腫との適度な距離感

「手術すれば治りますか？」

「ストッキングを履かなくてもよくなりますか？」

　これらは，すでに圧迫療法を行っているリンパ浮腫の患者さんに対して，リンパ管静脈吻合術（LVA）の説明をした時に，よく聞かれる質問です．

　残念ながら，リンパ浮腫は，一旦発症すると「完治させることは困難」です．「完治」とは一般的に，「圧迫療法が不要になった状態」を言います．現在のところ，リンパ浮腫を確実に治す治療法はありません．

完治するのはごく一部

　たしかに，インドシアニングリーン（ICG）蛍光リンパ管造影やインピーダンス法を用いて早期に診断した上肢（腕）リンパ浮腫では，圧迫療法によって一部の患者さんでリンパ浮腫が完治したという報告があります．また，LVAを行った患者さんの一部で，リンパ浮腫が完治したという報告もあります．しかし，どちらの場合もリンパ浮腫が確実に治ったわけではありません．あくまで「中にはリンパ浮腫が完治することもある」程度に考えた方がよいでしょう．

　リンパ浮腫の患者さんの多くは，手足が常にむくんだ状態（国際リンパ学会（ISL）の病期分類　Ⅱ期：p.5 表1 参照）になってから専門医を受診します．その時点ですでに「早期」ではないため，圧迫療法で完治させることは困難です．では「治らない」からといって，リンパ浮腫を放っておいてよいのでしょうか？　決して，そうではありません．

不自由なく日常生活を送るために

　リンパ浮腫は「治らない」だけでなく，上手に付き合わないと悪化する病気です．放っておくと手足が太くなったり，蜂窩織炎を起こしたりして，日常生活に不自由を生じるようになります．その一方，毎日正しくセルフケアを行うことで，たとえ完治しなくても，症状を軽くして，ある程度，悪化を予防できることがわかっています．セルフケアの出発点は，リンパ浮腫が「治らない」病気であると理解して，向き合うことです．

「治す」のではなく，「うまく付き合う」

　リンパ浮腫の症状軽減と悪化予防に対して，効果が証明されているセルフケアには，①圧迫療法，②体重管理，③運動，④スキンケア（清潔・保湿，けが・虫刺

24　患者さんのためのリンパ浮腫外科的治療ガイドブック

されの予防）があります．無理なくできる範囲のセルフケアを習慣として身につけることが，長続きのコツです．リンパ浮腫は「治る」「治さないといけない」と思い込んでいると，治らないことに強いストレスを感じたり，頑張りすぎて疲れてしまったりします．リンパ浮腫を正しく理解して，適度な距離感で「うまく付き合う」ことを心がけることで，リンパ浮腫にとらわれすぎずに，仕事や趣味，おしゃれを今まで通り続けていただきたいと思います．

（「患者さんのためのリンパ浮腫外科的治療ガイドブック」作成委員会）

PQ3 リンパ浮腫かなと思ったらどうすればよいですか？どこに相談すればよいでしょうか？

A リンパ浮腫は早期の診断と治療開始が重要です．むくみや重だるさなどの初期症状を自覚したら速やかに，「**リンパ浮腫外来**」などのリンパ浮腫の専門医師がいる医療機関を受診してください．

　初期のリンパ浮腫は症状が軽く，診断が難しい場合があります．がんの治療経験がある場合は，主治医やかかりつけ医などを受診して紹介状（診療情報提供書）を作成してもらい，速やかに**リンパ浮腫の専門医師がいる医療機関**を受診してください．どうしてよいかわからない場合には，お住まいの地域のがん診療連携拠点病院にある「**がん相談支援センター**」※にご相談ください．

　また，**リンパ浮腫以外にも，手足がむくむ病気**があります．がんの治療経験がない場合には，近くの開業医（内科，外科，皮膚科，整形外科，小児科など）を受診して，浮腫の原因を調べてもらってください．

1．手足がむくんでいて，がんの治療経験がある場合

①がん治療の主治医がおり，定期的に通院中の場合
　主治医を受診して，紹介状を作成してもらいましょう．
②がん治療による通院の終了後で，かかりつけ医がいる場合
　かかりつけ医を受診して，紹介状を作成してもらいましょう．
③がん治療による通院の終了後で，かかりつけ医がおらず，近くに開業医（内科，外科，皮膚科，整形外科など）がいる場合
　近くの開業医を受診して，紹介状を作成してもらいましょう．
④がん治療による通院の終了後で，かかりつけ医がおらず，近くに開業医がいない場合
　お住まいの地域のがん診療連携拠点病院にある「がん相談支援センター」にご相談ください．

※国立研究開発法人 国立がん研究センター：がん情報サービス　がん診療連携拠点病院などを探す
（https://hospdb.ganjoho.jp/kyoten/kyotensearch）（参照2025年2月3日）

①から④のいずれの場合でも速やかに，リンパ浮腫の専門医師がいる医療機関を受診してください．「**リンパ浮腫外来**」が設置されている病院には，必ずリンパ浮腫の専門医師がいます．

2. 手足がむくんでいて，がんの治療経験がない場合

リンパ浮腫以外にも，手足がむくむ病気があります．近くの開業医（内科，外科，皮膚科，整形外科，小児科など）を受診して，浮腫の原因を調べてもらってください．

図6 リンパ浮腫かな，と思ったら？

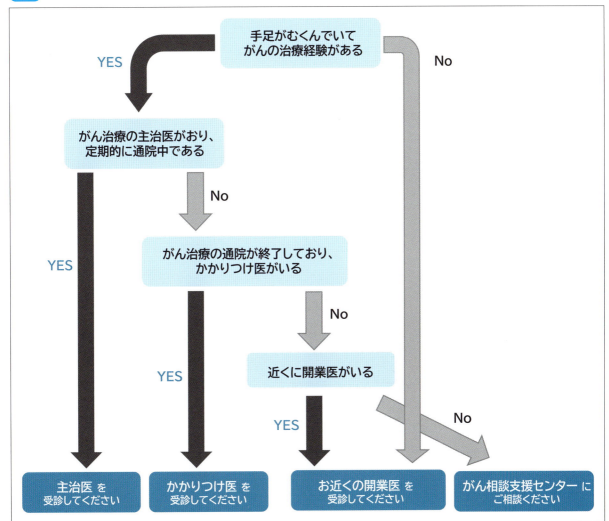

YES，NO で答えて，青色部分の医師や病院に相談しましょう．

患者さんのためのリンパ浮腫外科的治療ガイドブック

第2章

リンパ浮腫の診断

患者さんのためのリンパ浮腫外科的治療ガイドブック

PQ4 リンパ浮腫かどうかを知るには，どのような検査がありますか？

PQ 4-1 リンパ浮腫はどのように診断しますか？

A 「むくみ」にはリンパ浮腫以外にも様々な原因があるため，医師の診察の上で検査が必要なことがあります．リンパ浮腫の診断においては，**他の重要な疾患が隠れていないかどうか**を知ることもとても大切です．

● 「むくみ」の原因をしっかり知ることが，適切な治療の第一歩です

「むくみ」には様々な原因があることを PQ1（p.1～）でお話ししていますが，診察ではまず，むくみが始まる前と，始まってからの経緯や，現在の症状について詳しく伺います．そして，実際にむくんでいるところの場所や色，皮膚の硬さなどを直接診察して，リンパ浮腫以外にむくみの原因がないか，必要に応じて詳しく調べます．心臓や腎臓，甲状腺などの検査が必要な場合もあるので，採血，尿検査，超音波検査などを行います．

乳がんや婦人科がん，泌尿器科がんなどの，リンパ節を取り除く手術を行った後に生じたむくみにおいては，診察によって，大部分の患者さんでリンパ浮腫かどうかを判断することが可能です．ただし，**がんの再発や静脈の血栓**（深部静脈血栓症）が同時に見られることもあり得ますので，それらについて，血液検査，超音波検査，CT などの検査を施行することもあります．

● リンパ浮腫について詳しく知るための検査にも，それぞれ特徴があります

がん治療後であっても診察だけでわかりにくい場合や，続発性リンパ浮腫としてはっきりした原因のない原発性リンパ浮腫かどうかを知るためには，リンパ液の流れと滞りを見るための検査を行います．リンパシンチグラフィ，インドシアニングリーン（ICG）蛍光リンパ管造影，超音波検査，インピーダンス法，MRI 検査などが行われますが，それぞれの検査方法には得意な特徴と苦手な特徴があります．それぞれの検査の特徴については，PQ6（p.37～）で詳しく紹介します．また，これらの検査法でリンパ浮腫かどうかを検査することのできる医療機関は限られています．リンパ浮腫かどうかを知るための検査としてどのような方法が受けられるかについては，受診する**医療機関に問い合わせて確認**するとよいでしょう．

PQ4 リンパ浮腫かどうかを知るには，どのような検査がありますか？ 31

PQ 4-2 リンパ浮腫の重症度がわかる検査はありますか？

A リンパ液がどれくらい流れにくくなっているかを知る検査と，リンパ液がどれくらいたまっているかを知る検査があります．それぞれ，治療を計画したり，治療効果を確認したりするためには，大切な検査です．

● リンパ液がどれくらい流れにくくなっているかを知る検査

リンパ浮腫の重症度には，症状による分類や，リンパ液の流れにくさの程度による分類があります．症状による分類は，視触診などによる診察だけで行うことが可能ですが，リンパ液の流れにくさ（リンパ液を運ぶ機能の低下）の程度による分類を行うために，詳しい検査を行うことがあります．

リンパ液の流れにくさを見るために，造影剤を用いた検査が行われます．リンパシンチグラフィ，インドシアニングリーン（ICG）蛍光リンパ管造影，MRリンパ管造影などです．これらの検査では，リンパ液の流れが悪くなるにしたがって，特徴的な変化が見られるので，リンパ液の流れにくさの重症度を知ることができます．また，どのあたりでリンパ液の流れが滞っているか，リンパ液の流れに迂回路が観察できるかどうか，リンパ液がよく流れているリンパ管がどこに，どれくらいあるか，などを知ることができます．リンパドレナージを行うにあたっての参考にしたり，リンパ浮腫の外科的治療の適応があるかどうか，治療効果がどの程度見込まれるかの評価に使用したりすることができます．造影剤を用いた検査は，皮膚に注射を行って実施する必要があります．

● 皮膚や皮下組織にリンパ液がどれくらいたまっているかを知る検査

皮膚や皮下組織にどれくらいリンパ液がたまっているかを知るために，超音波検査，インピーダンス法，MRI検査などが行われることがあります．圧迫療法への取り組みが十分に行われているかどうかを知ったり，外科的治療の効果が十分に見込まれるかどうかを判定したりします．同じくらいリンパ液が流れにくく，リンパ液を運ぶ機能が落ちている状態でも，治療の取り組みによって検査結果が異なりますので，治療がうまくできているかどうかの評価としても用いることができます．

早期診断のための検査

　ICG 蛍光リンパ管造影やインピーダンス法は，四肢（腕や脚）が**はっきりと太くなる以前のリンパ浮腫の早期診断**として用いられることがあります．ただし，四肢が太くなる前の，腕や脚のだるさや違和感をもつ程度の時期に画像診断を行うことがリンパ浮腫の治療や重症化の予防にとって本当に意義があるかどうかについては，医療機関や担当医師によって，判断が分かれるところであるのが実情です．

　また，早期診断のための画像診断については，現時点では検査を受けることのできる医療機関は限られています．**あらかじめ検査を受けることが可能かどうかを問い合わせてから受診するのがよいでしょう**．

患者さんのためのリンパ浮腫外科的治療ガイドブック

PQ5　リンパ浮腫と診断されたら，手脚のむくみ以外に気を付ける症状はありますか？

A リンパ液の流れが何らかの原因で悪くなることでリンパ浮腫が生じます．流れの悪くなったリンパ液が腕や脚などの皮下にたまって「むくみ」を生じさせるだけでなく，**皮膚や脂肪組織，骨盤内などに様々な症状を引き起こします**．

　リンパ浮腫と診断された患者さんに生じうる症状や，気を付けるべきポイントについて症状ごとに分けて解説していきます．

● 脂肪増生

　流れが悪くなったリンパ液は**脂肪組織を誘導し脂肪が増えていきます**．これを脂肪増生と呼び，この脂肪増生がリンパ管にかかる負荷を増加させ，さらにリンパ液の流れを悪くします．この結果，さらに脂肪増生が生じることで体重が徐々に増えていき，**浮腫がますます悪化する悪循環を生じます**．そのため，リンパ液の流れを停滞させないように日ごろからケアをすることに加えて，運動療法や日常生活に注意した体重コントロールが非常に重要です．

● 蜂窩織炎

　リンパ液の流れが悪くなることで，**炎症を引き起こしやすくなり蜂窩織炎と呼ばれる合併症**を起こすことがあります．具体的には発熱，浮腫の悪化，腕や足の熱感，赤くなるなどの症状が見られます．症状の他に血液検査（白血球数やCRP値などの炎症評価や血液細菌培養※など）を行うことで診断や重症度の評価を行います．患部の安静に加えて，抗生剤の内服または点滴治療を行うことが中心となります．特にリンパ浮腫が進行すると，蜂窩織炎を頻繁に繰り返すことがあります．その場合，長期的に抗生剤を内服することで炎症の頻度を減らすことができるとの報告があります．**蜂窩織炎が重症化すると，敗血症（血液中に細菌が入り込み全身に広がる）になる可能性**もあります．その場合，血圧低下や意識レ

※血液培養検査では起炎菌（炎症の原因になっている細菌）を同定することで，起炎菌に感受性の高い抗生剤に変更することが可能となります．

ベルの低下を伴うことがあるため，緊急入院となり抗生剤の点滴治療や昇圧剤の治療を要する場合があります．抗がん剤治療により免疫機能が低下した患者さんやご高齢の患者さんなどは一般的に重症化しやすく，治療が遅れると命に関わります．

また，リンパ管静脈吻合術(LVA)などの外科的治療によって蜂窩織炎の発症頻度を下げることができるという報告もあります．（PQ10-2：p.75 参照）

皮膚症状の変化（リンパ小疱，象皮症※，乳頭腫）

リンパ管の機能が低下することにより，リンパ液のうっ滞（リンパ液が停滞していること）が皮膚症状を引き起こすことがあります．カリフラワー状のできもの（乳頭腫）や，水ぶくれのようなできもの（リンパ小疱）などを指します．また，長期にわたりリンパ浮腫症状が続いている場合は皮膚の線維化と呼ばれる変化を引き起こし，ごわごわとした皮膚（象皮症）を生じることがあります．特にリンパ小疱は下肢（脚）のリンパ浮腫患者さんの陰部などを中心に生じることが多いです．特に陰部の所見は診察時に見逃されやすいため，違和感や気になる症状がある場合は，担当医師にご相談ください．

下腹部・陰部リンパ浮腫

リンパ浮腫は四肢（腕と脚）のむくみだけではなく，下腹部・陰部にもむくみを起こすことがあります．

下肢リンパ浮腫を生じている方は，先述したリンパ小疱以外にも下腹部がむくんで，張りを感じることがあります．男性の場合，陰茎や陰嚢などが腫脹することがあり，女性の場合は，大陰唇，小陰唇などの腫脹や左右差を生じることがあります．それに伴い，痛みや排尿障害などを生じることがあります．特に陰部リンパ浮腫は，四肢と比較して相談しにくいことから，発見が遅れる場合があるため，違和感や気になる症状がありましたら，担当医師にご相談ください．

骨盤内リンパ嚢胞

下肢のリンパ浮腫患者さんのうち，特にがん術後の方は骨盤内にリンパ嚢胞と呼ばれるリンパ液の漏れによって生じた袋状の病変が生じることがあります．リンパ嚢胞は時間が経つにつれて改善することもあり，症状がない場合は経過観察をされることが多いです．

※今後，「象皮症」から別の用語への変更が検討されています．

しかし，リンパ嚢胞が大きくなり骨盤内の臓器や血管を圧迫することによる症状や病態（腹部圧迫感，水腎症，血栓症）が生じる場合や感染をきたした場合は嚢胞を小さくするような処置や手術が必要になることがあります．（PQ14-4：p.109 参照）

● 脈管肉腫

　非常に稀でありますが，慢性的なリンパ浮腫の状態が肉腫と呼ばれる悪性の疾患を引き起こす可能性があります．脈管肉腫は様々な部位で生じますが，慢性リンパ浮腫にともなって生じるものを，特にスチュワート・トレヴス（Stewart-Treves）症候群とも呼びます．一般的にリンパ浮腫の発生から5〜20年と長期間経過してから，生じることが多いです．リンパ液がたまることで局所の免疫異常を引き起こすことが原因の1つと言われていますが，未だ明確な機序はわかっていません．発症した場合，全身への遠隔転移を生じやすく生命予後は極めて不良と言われています．

患者さんのためのリンパ浮腫外科的治療ガイドブック

PQ6 リンパ浮腫と診断されました．治療を受けるためにどのような検査をしますか？

PQ 6-1 外科的治療を受けるかどうかを決めるためにはどのような検査が必要ですか？

A リンパ浮腫に対する外科治療はいくつか種類があります．どういった手術が適しているか判断するために，リンパ液の流れの滞りを調べる検査として，リンパシンチグラフィ，インドシアニングリーン(ICG)蛍光リンパ管造影，MRリンパ管造影，超音波検査などの画像検査があります．皮膚や皮下組織の状態を調べる検査として，それらの検査に加えてインピーダンス法などの検査があります．

● 外科的治療を受ける前に，リンパ浮腫の状態をよく調べてもらいましょう

本邦において外科的治療の中心的な方法はリンパ管静脈吻合術(LVA)です．外科的治療について検討する場合には，浮腫の状態を調べる検査のほか，リンパ管そのものを観察し，LVAを行う際に吻合(血管やリンパ管の切り口同士を縫い合わせること)に適したリンパ管があるかどうかを事前に観察する検査を受けることができます．また，外科的治療後にどの程度の改善が見込まれるかの予測を行い，外科的治療後にどの程度改善したかの判定を行う意味でも，あらかじめリンパ浮腫の重症度，リンパ管の流れや滞りの手術前の状態を知っておくために検査を行っておくことが勧められます．具体的には，リンパ管そのものを観察する目的では，リンパシンチグラフィ，インドシアニングリーン(ICG)蛍光リンパ管造影，MRリンパ管造影，超音波検査などが行われます．浮腫の状態を知る目的では，それらの検査に加え，インピーダンス法が有用であるとする報告があります．

● 検査を受けることで，あなたに合った治療方法を提案することができます

リンパ浮腫において腕や脚の体積が大きくなっているのは，1つにはリンパ液が血液循環に戻ることができずにたまっているためですが，もう1つには，長い期間のリンパ液のうっ滞や炎症がもとで，皮下脂肪が増大しているためでもあります．運動療法，圧迫療法を含めた複合的治療を受ける上でも，外科的治療を受ける上でも，体積の大きくなっている原因をはっきりさせることは，非常に大切です．

また，リンパ液のうっ滞であるリンパ浮腫と，静脈のうっ滞は同時に生じることがある

PQ6　リンパ浮腫と診断されました．治療を受けるためにどのような検査をしますか？　37

ので，必要に応じて**静脈についての検査**を行います．具体的には超音波検査や造影 CT 検査などです．慢性静脈不全(静脈瘤や静脈の逆流などの異常が生じること)が見られる場合には，その治療が優先されます．

● なるべく安全で効果的な治療を行うために，複数の検査が必要なことがあります

　いろいろな検査方法がある理由は，1 つの検査では体の状態が完全にはわからないことがあるためです．リンパ浮腫であっても，重症度によって治療効果に違いがあります．また，放射線治療の影響，化学療法の影響，体重の影響，加齢の影響，静脈の影響など，患者さんによって様々な影響が重なり合って症状が出現している可能性があります．**検査を行う目的について知りたい場合は，担当の医師にできるだけ詳しく説明してもらいましょう．**

　次の項目では，リンパ浮腫における代表的な検査の方法についてそれぞれ解説をします．

PQ 6-2 リンパ浮腫の治療を受けるにあたっての色々な検査方法の特徴を教えてください

A リンパ浮腫の検査は得意とする特徴があり，わかることが違うのでいくつかの検査を組み合わせて状態を詳しく調べます．それぞれの特徴についてよく知っておきましょう．

PQ 6-2-1 インドシアニングリーン(ICG)蛍光リンパ管造影はどのような検査ですか？

A インドシアニングリーン(ICG)の溶解液を皮下に注射し，皮下にあるリンパ管を直接観察する方法です．リンパ浮腫の診断と重症度の評価，リンパ管静脈吻合術(LVA)の計画や術後の検査など，リンパ浮腫治療における様々な場面で有用な検査です．

インドシアニングリーン(ICG)蛍光リンパ管造影の方法

インドシアニングリーン(ICG)蛍光リンパ管造影は，ICGの溶解液を**皮下に注射します**．ICG は体内の分子と結合してリンパ管内に取り込まれ，近赤外線などの光を当てることにより蛍光色を発するため，近赤外線カメラを用いて皮下に存在するリンパ管を観察することができます．

ICG 蛍光リンパ管造影によるリンパ浮腫の評価は日本で初めて報告され，リンパ浮腫の診断，重症度評価，手術前検査，手術中検査，手術後評価など，様々な場面での有用性が報告されてきました．リンパ浮腫評価方法としての安全性と有用性については，様々な検査の中でも特に検証が多くなされ，広く行われるようになってきた検査方法と言えます．

ICG 蛍光リンパ管造影は**ヨードアレルギーのある方には使用できない**ことや，皮下注射を行うため注射の痛みをともなうことなどの注意点があります．また，皮膚の表面から 15 mm 程度以上の深くに存在するリンパ管は観察できないという，検査方法としての限界もあります．このため，他の検査方法と組み合わせて評価を行うこともあります．

ICG 蛍光リンパ管造影によるリンパ浮腫の診断

ICG 蛍光リンパ管造影は，もう 1 つの最も代表的なリンパ浮腫の評価方法であるリンパシンチグラフィと比較して，**早期のリンパ液のうっ滞を検出できる**特徴があります．また，リンパ液のうっ滞が進行するにつれて，特徴的な所見が出現してくるため，重症度の評価

も可能です.

一方で，ICG が流入したリンパ管以外のリンパ管は観察できない点や，皮膚の表面近くの毛細リンパ管が造影された場合に深部のリンパ管は観察できない点など，検査方法として一定の限界があり，万能な検査方法ではありません．ICG 蛍光リンパ管造影でリンパ管が描出されない場合に，どのようなことが考えられるのか，どのような検査を追加すればよいのか，担当の医師に確認しておくとよいでしょう.

● ICG蛍光リンパ管造影を用いたリンパ管静脈吻合手術と術後評価，診療での注意

ICG 蛍光リンパ管造影はリンパ液の流れを体の表面から直接観察できるため，リンパ管静脈吻合術(LVA)の計画を行ったり，手術中に吻合したリンパ管から静脈に向かって，リンパ液が順調に流れているかどうかを確認するために用いたりすることができます．ICG 蛍光リンパ管造影は，**LVA を安全確実かつなるべく小さな皮膚切開で行うために役立ちます．**

また，LVA の手術後の経過観察期間における術後評価にも用いられます．リンパ浮腫によって生じる ICG の皮膚逆流現象が減少，消失するのを観察したり，吻合したリンパ管と静脈が閉塞することなく開存しているかどうかを確認したりする目的で，ICG 蛍光リンパ管造影を行うことがあります.

ただし，**2024 年 4 月現在の保険診療では，ICG 蛍光リンパ管造影は，手術直前の計画と手術中に使用する場合において以外はリンパ浮腫評価方法として使用することが認められていません．** 保険診療を目指した取り組みが行われています.

PQ 6-2-2 リンパシンチグラフィはどのような検査ですか？

A リンパ液の流れを調べる検査法の1つです．微弱な放射能をもつ物質を注射して，その流れをガンマカメラという特殊な装置で撮影します．体の表面だけではなく，深いところのリンパ液の流れまで調べることができるので，リンパ浮腫の全体像を把握することに向いています．

　リンパ浮腫の診断や評価を行う検査は大きく分けて2つあります．1つは，むくんだ足の体積や性状を評価するものです．代表的なものとしては超音波検査などが挙げられます．単純な条件で撮影したCTやMRIも同様と言えます．水分の電気抵抗を活用した方法などもあります．一方，体積や性状ではなく，リンパ液の流れを検査する方法が行われています．多くは，むくんだ腕や脚など評価したい場所の皮膚に，観察をするための物質を注射して，その流れを可視化するというものです．

　リンパシンチグラフィは，リンパ液の流れを見るための代表的な検査法です．そもそも，体外から体内に入った物質は小さいものであればリンパ液と一緒にリンパ管に取り込まれ，リンパ節まで運搬されます．そこで，どういった物質なのかを分析され，必要があれば攻撃するための免疫が活性化されます．その生体反応を利用した検査法と言えます．具体的には，わずかな放射能を持つ成分を適切な大きさのタンパク質などに結合させて投与します．

　リンパ液の流れを見る検査法はリンパシンチグラフィ以外にも複数ありますが，リンパシンチグラフィは体の深い場所まで評価することができるのが特徴とされています．放射能をもつ成分から発生する放射線は人体を透過するため，浮腫を生じている皮膚や皮下組織だけでなくリンパ節や体の中のリンパ液の流れも可視化することが可能となっています．そのため，リンパ液の流れの全体像を把握するのに適しており，リンパ浮腫の診断や重症度の評価に利用されています（図7，8）．ただし，画像解像度が高いとは言いがたく，リンパ管1本1本を評価することには向いていません．そのため，実際の診療においてはリンパシンチグラフィ以外の検査法と併せて診療を行うことが重要です．

　リンパシンチグラフィを撮影する上で注意するべき点として，放射能をもつ成分を注射することが挙げられます．実際に患者さんの体に投与する量は極めて微量であり，それによる被ばく量は一般的なレントゲン写真2〜10枚分と言われています．さらに，放出される放射線の量は6時間で半分になり，速やかに人体にとって無視して構わない量にまで減弱しますし，尿から体外へ排出されます．ただし，このような薬物に対しては極めて厳重

な管理が必要となるため，それに適応する施設や設備が必要となります．そのため，リンパシンチグラフィを撮影可能な医療機関はある程度限定されるというのが実情です．

その一方で，リンパシンチグラフィに用いられる撮影技術そのものは悪性腫瘍のリンパ節転移の評価などに長らく用いられているものです．そして2018年よりリンパ浮腫に対するリンパシンチグラフィに使用するテクネシウム製剤の一部が保険適用になりました．

ただし，特殊な薬剤や設備を用いて撮影するためリンパシンチグラフィの患者さんの自己負担額は比較的高額で数万円程度です．自己負担の割合などにも左右されますので，実際に撮影する前に，十分に説明を聞くようにしてください．その他にも，注射部位や注射方法，痛み止めを投与するかどうか，アルブミンなど生物由来製品を使用するかどうかなど，細かい注意点がありますので，十分に説明を聞いた上で検査を受けるようにしてください．

図7 上肢リンパシンチグラフィのタイプ分類1例(いずれも左腕が患側)

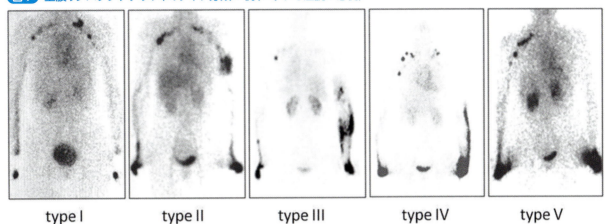

両側の手の甲に注入した放射性物質を画像化することによりリンパ液の流れを可視化しています．体表だけではなくリンパ節など，体内のリンパ液の流れも全体的に評価できるのがリンパシンチグラフィの特徴です．これらの所見により軽症(Type I)から重症(Type V)まで分類することができます．
(Mikami T ほか：Classification of lymphoscintigraphy and relevance to surgical indication for lymphaticovenous anastomosis in upper limb lymphedema. Lymphology. 44(4)：155-167, 2011. より引用)

図8 下肢リンパシンチグラフィのタイプ分類の1例(黒矢印側が患側)

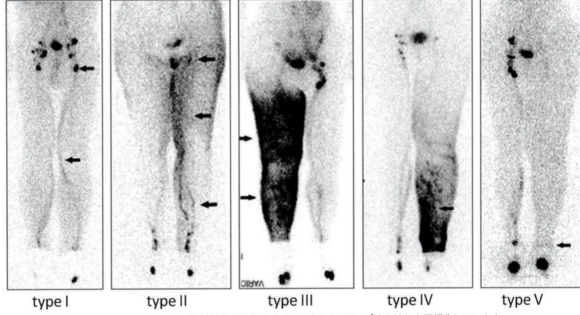

両側の足の甲に注入した放射性物質を画像化することによりリンパ液の流れを可視化しています．上肢と同様に体表だけではなくリンパ節など体内のリンパ液の流れを全体的に評価し，それにより重症度(Type IからType V)を分類します．
(Maegawa J ほか：Types of lymphoscintigraphy and indications for lymphaticovenous anastomosis. Microsurgery. 30(6)：437-442, 2010. より引用)

PQ 6-2-3 インピーダンス法はどのような検査ですか？

A 体に微弱な電流を流して，**部位ごと(両腕，両脚，体幹)の体液量**を測る検査です．リンパ浮腫の重症度や，治療の効果を判断することができます．また，リンパ浮腫の有無を高い精度で判断することができます．

インピーダンス法による体液量測定のしくみ

　正式には「生体電気インピーダンス法」と言います．体に**微弱な電流**を流して，その時の抵抗値を測定すると，体内の組成(体液量，体脂肪率，筋肉量など)を計算することができます．これがインピーダンス法による体液量測定の原理です．体脂肪率が表示される家庭用体重計にもこの原理が使われています．インピーダンス法を利用して体内の組成を調べる機器を，体組成計(正式には体成分分析装置)と言います．機器によっては90秒以内の短時間で測定可能です．体に微弱な電流を流すだけで，体への負担はほとんどありません．**心臓ペースメーカーが入っている患者さんは検査を受けることができません**．理由は，電流によって誤作動を起こす可能性があるためです．

　インピーダンス法は医療用の体成分分析装置がある医療機関で検査することができます．診療報酬点数は60点(D207-1 体液量測定，細胞外液量測定)で，保険診療で3割負担の場合，自己負担は180円です．

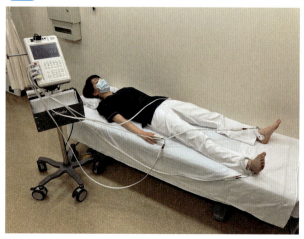

図9 インピーダンス法による体液量測定の様子

インピーダンス法によるリンパ浮腫の治療効果の評価

多くの施設ではメジャーで患肢(リンパ浮腫になった腕や脚)の周径を計測し，周径や，それを元に計算した体積の近似値を用いて，リンパ浮腫に対する治療の効果を判断します．この方法は簡便ですが，わかるのは患肢の外形の変化であり，患肢の内部にたまっている体液量の変化を知ることはできません．インピーダンス法では患肢体液量の増減を 10 ml 単位で知ることができます．体液量は周径よりも変化が大きいので，治療後の変化を**鋭敏に評価**できるというメリットがあります．

インピーダンス法による集中排液の評価

下肢(脚)のリンパ浮腫に対して集中排液を行うと，患肢の体液量が減少して，上肢(腕)や体幹の体液量が増えたことが報告されています．集中排液によって，患肢からその他の部位へ体液の移動が起こることを示しています．

インピーダンス法によるリンパ管静脈吻合術(LVA)の評価

下肢ではリンパ管静脈吻合術(LVA)後に患肢の体液量が平均で 860 ml 減少し，患肢にたまっていた余分な体液のうち 45.1％が減ったことが報告されています．つまり，下肢では LVA によって，むくみが約半分になっていました．同じ研究では，吻合の数と体液の減少量には関連がないこともわかりました．たくさん吻合したからと言って，必ずしも効果が高いというわけではありません．別の研究では，下肢 LVA の 1 年後に 82％の患者さんで患肢の体液量が減少していました．

上肢では LVA 後に患肢の体液量が平均で 267 ml 減少し，余分な体液の 46.0％が減ったことが報告されています．上肢でも LVA によってむくみが約半分になっていました．

このように，インピーダンス法を用いると集中排液や LVA の効果を，体液量の変化によって評価することができます．

インピーダンス法によるリンパ浮腫の重症度の評価，リンパ浮腫発症の診断

片脚または片腕のリンパ浮腫の場合は，リンパ浮腫になっていない健常肢を基準にして，体液量の左右差で浮腫の重症度を評価します．左右の差が大きいほど，浮腫の重症度が高いと考えられます．

両脚または両腕のリンパ浮腫の場合には，基準になる健常肢がないため，細胞外液比(体

液量のうち細胞の外に存在する割合)を用いて浮腫の重症度を評価します。リンパ浮腫が重症になるほど細胞の外にあふれた体液が増え、細胞外液比が高くなります。

　また、この細胞外液比を用いて、高い精度でリンパ浮腫の有無を診断することができます。下肢では細胞外液比 40.0%を基準値にして、感度(リンパ浮腫で「ある」ことを正しく診断できる確率)81.6%、特異度(リンパ浮腫で「ない」ことを正しく診断できる確率)97.4%でリンパ浮腫の発症を診断できることが報告されています。同様に上肢では、細胞外液比 38.5%を基準値にして、感度 91.7%、特異度 97.9%でリンパ浮腫を診断することができます。

　正確にリンパ浮腫を診断するためには造影検査(リンパシンチグラフィ、インドシアニングリーン(ICG)リンパ管造影、MR リンパ管造影)を行う必要がありますが、造影検査に比べて短時間で終わり体への負担が極めて小さいインピーダンス法によって、高い精度でリンパ浮腫の有無がわかるようになってきています。

PQ 6-2-4 超音波検査はどのような検査ですか？

A 超音波検査は，体の中に超音波を送信し体からはね返ってくる信号を画像化することで深い部分を調べる検査です．リンパ浮腫の診断や，リンパ浮腫の外科的治療の手術計画に有用となる可能性があります．

超音波検査について

超音波検査とは，体の中に超音波を送信し体からはね返ってくる反射波を画像化することで深い部分を調べる検査です．この検査では造影剤などの注射を行うことなく皮膚の下の構造を評価することができるほか，多くの施設で超音波機器が導入されているため，非常に有用な検査方法であると期待されています．また，超音波検査は健康保険が適用されます．

その一方，本書で述べられているほかの画像検査と異なり，**検査を行う人によって結果が変わりうる**ことから再現性の面で課題があります．

超音波検査によるリンパ浮腫の診断

超音波検査単独でリンパ浮腫の診断を行うということは未だ一般的ではありません．リンパ浮腫の症状の1つとして徐々に皮膚・皮下組織が硬くなることから，超音波エラストグラフィと呼ばれる硬さの測定方法を用いて，進行したリンパ浮腫を診断できたとする報告があります．しかし，**インドシアニングリーン(ICG)蛍光リンパ管造影などに比べると早期のリンパ浮腫を診断するには不向き**とされています．

そのほか，リンパ浮腫には他の浮腫と違って真皮の厚みが増すという特徴があり，超音波検査単独でリンパ浮腫と他の浮腫を鑑別できるという報告があります．また，足の付け根近くにあるリンパ管が通常より拡張して見えるため，早期のリンパ浮腫が診断できるという報告があります．しかし，その他の画像診断を行うことなく超音波検査単独でリンパ浮腫の診断を行うためには今後の更なる研究が必要と考えられています．

リンパ浮腫外科的治療前の使用

リンパ管静脈吻合術(LVA)をはじめとしたリンパ浮腫の外科的治療術前に超音波を用いて直接リンパ管を観察することが有用であるという点も指摘されています．リンパ管は

血管などと比較して非常に細いことから元々観察が難しいのですが，**超音波検査でリンパ管自体を見つけられる**ことが近年報告されるようになりました．また，超音波検査によりリンパ管の変性を評価することができ，より機能が高いリンパ管と静脈を吻合することができることでLVAの治療効果が高まったとする報告もあります．

新しい超音波装置の可能性

　超音波は周波数が高ければ高いほど得られる画像範囲が浅くなるものの，高精細な画像を得られるという特徴があります．今まで使用されている超音波装置（8～20メガヘルツ程度）よりも**超高周波（30メガヘルツ以上）の超音波を用いることでリンパ管がよりはっきりと見える**ようになり，手術効率が高まったとされる報告もあります．この超高周波超音波は，まだあまり日本国内でも一般的に導入されているわけではありませんが，非常に期待される今後の画像検査方法の1つです．

　また，原理は超音波検査と異なりますが，光超音波イメージングと呼ばれる新たな画像検査により今までの装置よりもリンパ管がよりはっきりと見えるようになったという報告もあり，この超音波検査は今後さらに研究が進むことで，リンパ浮腫の患者さんによりよい医療が届けられることが期待される領域の1つとなっています．

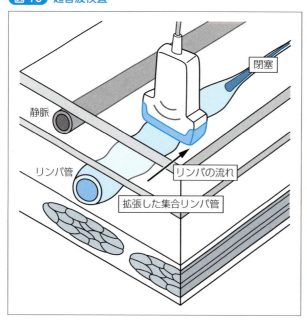

図10 超音波検査

(Mihara M ほか：Ultrasonography for classifying lymphatic sclerosis types and deciding optimal sites for lymphatic-venous anastomosis in patients with lymphoedema. J Plast Reconstr Aesthet Surg. 71(9)：1274-1281, 2018. より引用改変)

PQ 6-2-5 MRI 検査はどのような検査ですか？

A リンパ浮腫に対する MRI を用いた検査は，「単純 MRI」および「MR リンパ管造影」の 2 通りの方法があります．
単純 MRI は，患肢における浮腫の貯留分布や皮下脂肪の線維化・肥大などの二次的な変化を評価することができます．
一方，MR リンパ管造影は造影剤を患肢の皮膚に注射することでリンパ管を描出する方法です．リンパ液の流れ方を把握することで，より適した治療計画を検討することができます．

　単純MRIは磁気を用いる画像診断方法であり，通常は切開や注射などを必要としない非侵襲的検査です．リンパ液の貯留や炎症などの検出力に優れています．どの部位にどの程度の貯留があるかを可視化できるため，浮腫の範囲や程度を評価するのに有用です（図11）．特に無症状の早期リンパ浮腫においても浮腫の貯留が検出できるため，早期診断に役立ちます．また，治療の前後で貯留がどのくらい減少しているかを視覚的に捉えられるため，治療効果の評価にも有用です．

　MR リンパ管造影は造影剤を四肢（腕や脚）の皮膚に注射する間接的リンパ管造影検査です．リンパ管に直接注射するわけではなく，皮膚に注射した造影剤がリンパ管に吸収され流れていくと，注射した領域のリンパ液を回収しているリンパ管やリンパ節などのリンパ系を可視化することができます．リンパ浮腫ではリンパ管の閉塞や拡張，皮膚逆流現象（ダーマルバックフロー），側副路（迂回ルート）の形成などの変化が見られるようになります．MR リンパ管造影ではこのようなリンパ浮腫によるリンパの流れの変化を全体的に捉えることができるのが利点です（図 12）．ただし，この MRI による間接的リンパ管造影検査は現時点では保険適用ではなく，施行できる施設も限られていますので，担当医師との相談が必要です．

図11 単純MRIによる皮下浮腫貯留の描出（矢印）

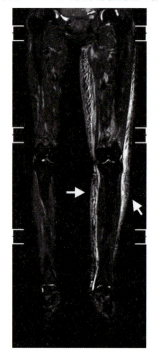

図12 MRリンパ管造影画像

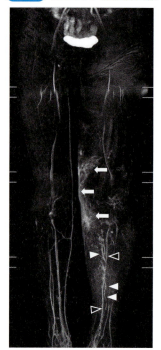

矢頭（白）：リンパ管
矢頭（黒）：静脈
矢印：皮膚逆流現象（ダーマルバックフロー）

患者さんのためのリンパ浮腫外科的治療ガイドブック

第3章

リンパ浮腫に対する
複合的治療

患者さんのためのリンパ浮腫外科的治療ガイドブック

PQ7　リンパ浮腫の複合的治療について教えて下さい

A リンパ浮腫における複合的治療は，弾性着衣または弾性包帯による圧迫療法・圧迫下での運動療法・用手的リンパドレナージ・患肢のスキンケア・体重管理などのセルフケアが基本となります．複合的治療は，外来のみならず，入院して集中的に実施することもあります．また，患者さん個々のリンパ浮腫の重症度，病期，生活背景，年齢，身体機能の変化に応じて複合的治療の内容の変更や調整が必要です．定期的に医療者へ相談し，適切な治療を継続しましょう．近年では，セルフケアの継続に役立つ書籍も出版されています．

(JASCCがん支持医療ガイドシリーズ Q & Aで学ぶリンパ浮腫の診療，日本がんサポーティブケア学会 編，医歯薬出版，2019．／リンパ浮腫診療ガイドライン 2024年版 第4版，日本リンパ浮腫学会 編，金原出版，2024．／新 弾性ストッキング・コンダクター 第2版増補版 静脈疾患・リンパ浮腫における圧迫療法の基礎と臨床応用，岩井武尚 監，孟 真，佐久田 斉 編，へるす出版，2020．)

● 弾性着衣または弾性包帯による圧迫療法

　複合的治療の中心となる圧迫療法は，弾性着衣や弾性包帯を用いてリンパ浮腫を発症した部位を圧迫し浮腫を軽減する目的で行います．リンパ浮腫の発症を予防するための圧迫療法はこれまで十分なデータがありませんでしたが，近年，上肢(腕)のリンパ浮腫について予防効果があるとする報告が見られます．一方で，予防的な圧迫療法については保険適用外になることや，圧迫療法を続けることが日々の生活にとって負担になる可能性もあります．予防的な圧迫療法に興味を持った場合には，自己判断で行わずに主治医やリンパ浮腫の専門的知識・技術を有する医療者に相談してみましょう．一般的な圧迫療法では，弾性包帯を使った多層包帯法による圧迫，上肢では弾性スリーブ，弾性グローブ，下肢(脚)では弾性ストッキングやトウキャップなどの弾性着衣を用います．個々の患者さんの治療の時期や患肢(リンパ浮腫になった腕や脚)の形状に応じて，適応の判断が必要です．下腹部や陰部に生じた浮腫では，部位に応じて局所を圧迫するパッド類やガードル(男性用，女性用)などを用いることもあります．

　弾性包帯や弾性着衣は，国内外の複数のメーカーが症状や部位に応じた複数の種類のものを製造，販売しています(図13〜図23)．弾性包帯では，圧迫圧のインジケーター付き

PQ7　リンパ浮腫の複合的治療について教えて下さい　　53

図13 弾性着衣の種類

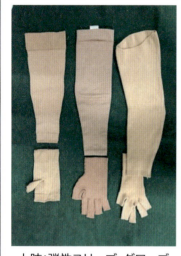
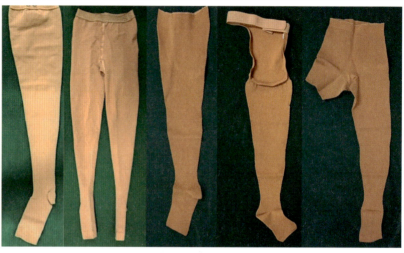

上肢：弾性スリーブ・グローブ　　下肢：弾性ストッキング

リンパ浮腫の重症度や患者さんの日常生活，身体能力に応じて適切な弾性着衣を選択します．圧迫療法への理解を深めたい方は，「新 弾性ストッキング・コンダクター 第 2 版増補版 静脈疾患・リンパ浮腫における圧迫療法の基礎と臨床応用」(岩井武尚 監, 孟　真, 佐久田　斉 編, へるす出版, 2020)をご参照ください．

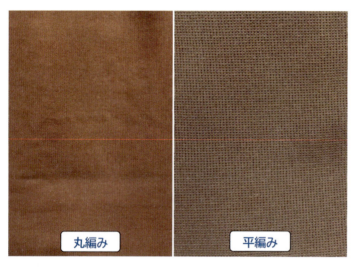

図14
弾性着衣の布地
〈丸編み弾性着衣〉
・筒状に編んでおり縫い目がない
・平編みに比べて布地はやわらかい
〈平編み弾性着衣〉
・布地を縫い合わせて作成する
・布地は伸びにくく，厚手で硬い
・縫い目の有無は製品による
・丸編みよりも伸び硬度は大きい

の弾性包帯もあり(図19)，負荷する圧を可視化して調整できるよう作製されています．弾性着衣の場合，圧迫圧選択の目安は，上肢は手くびの着圧，下肢は足くびの着圧を基準として，軽度圧迫圧は 20 mmHg 未満，弱圧は 20〜29 mmHg，中圧は 30〜39 mmHg，強圧は 40 mmHg 以上です(新 弾性ストッキング・コンダクター 第 2 版増補版 静脈疾患・リンパ浮腫における圧迫療法の基礎と臨床応用, 岩井武尚 監, 孟　真, 佐久田　斉 編, へるす出版, 2020)．治療を受ける医療機関によって，圧迫の方法や取り扱う治療用具も様々です．

図15 弾性着衣の圧迫力

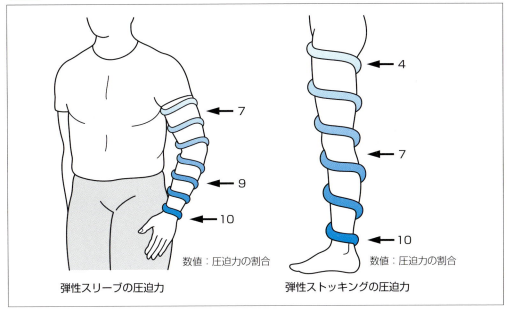

弾性スリーブの圧迫力　　　弾性ストッキングの圧迫力

数値：圧迫力の割合

複合的治療における圧迫療法で使用する弾性スリーブ・弾性ストッキングは，部位ごとに異なる段階圧で設計されています．弾性スリーブは手くび，弾性ストッキングは足くびの着圧が「圧迫力」として，製品のカタログやパッケージに表示されています．製造するメーカー，製品によって圧迫力クラス1～3の数値も異なります．
LVA術前だけではなく術後も圧迫療法を継続しますので，弾性着衣の部位ごとの圧迫力を知っておきましょう．

図16 弾性ストッキング着用例（丸編み）

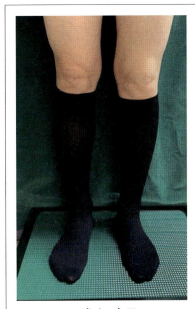

ハイソックス

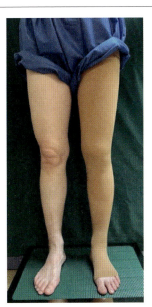

ロングストッキング

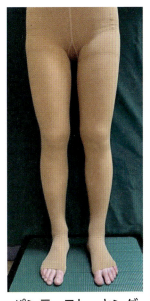

パンティストッキング

図17 弾性ストッキング着用例（平編み）

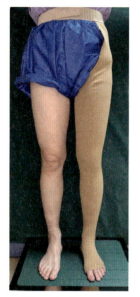
ベルト付き片脚ストッキング

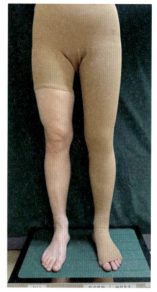
片脚パンティストッキング

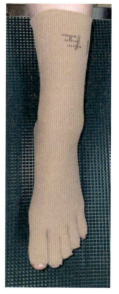
トウキャップ
足指周囲の浮腫に着用

図18 着用補助具を用いた弾性ストッキングの着用

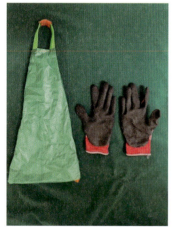
着用補助具
左：イージースライダー
　（写真はつま先なしタイプ）
右：滑り止め付きグローブ

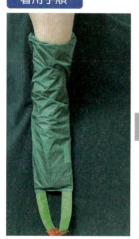
着用手順
足くびまでスライダーを履く

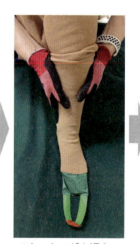
ストッキングを滑らせるように履く

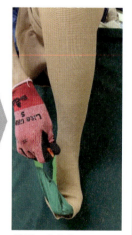
着用できたら、スライダーを引き抜く

平編み弾性ストッキングは着用補助具を用いると，最も履きづらい足くび部分の着用が容易になります．

図19 弾性包帯の着用例（圧迫圧インジケーター付き弾性包帯）

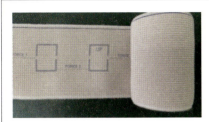

圧迫圧インジケーター付き弾性包帯

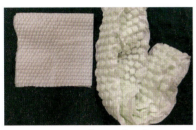

キューブ型スポンジ
（左:小　右:大）

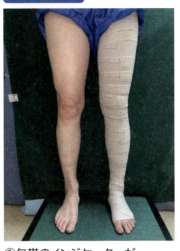

①包帯のインジケーターが
長方形から正方形になるように
伸張して巻く

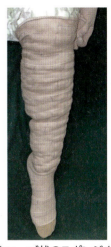

②キューブ状のスポンジを包帯の
下地に巻くとドレナージ効果を
得ることができる

図20 ベルクロタイプ弾性着衣の着用例

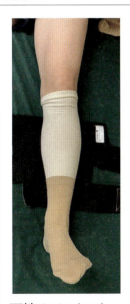

下地のソックスと
筒状の包帯を着用し、
弾性着衣を広げる

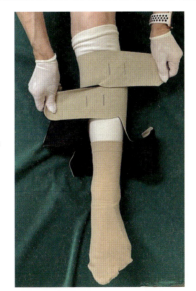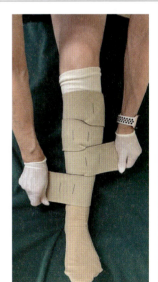

弾性着衣を左右に引き、伸ばしながらマジックテープで固定する
緩んだらマジックテープを再度、固定し直す

図21 弾性スリーブ・弾性グローブ着用例

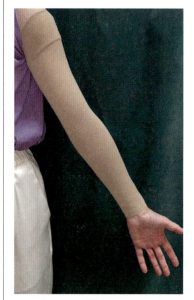
丸編み弾性スリーブ

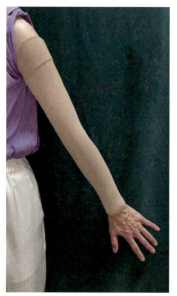
平編み弾性スリーブ

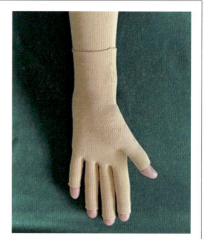
平編み弾性グローブ

図22 軽度圧迫圧弾性ストッキング・軽度圧迫圧弾性スリーブ

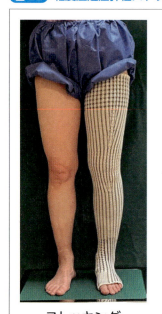
ストッキング

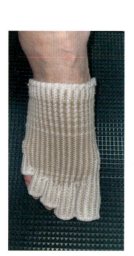
トウキャップ

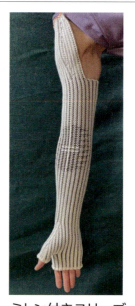
ミトン付きスリーブ

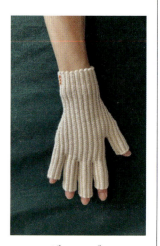
グローブ

夜間の装着が必要な時や弾性着衣の着用が困難である場合に使用します．

図23 下腹部・陰部に用いる治療用具

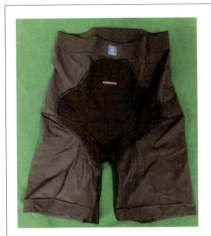
ガードル(女性用)

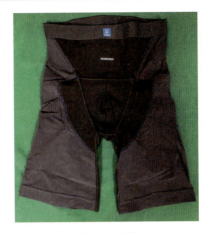
ガードル(男性用)

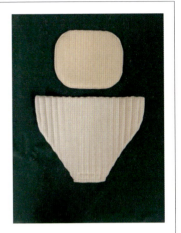
圧迫用パッド類

　通常の圧迫療法は毎朝の起床時から就寝前まで行います．弾性着衣の場合，上肢は弱圧から中圧の丸編みまたは平編み，下肢は軽症では弱圧の丸編み，中等症～重症では中圧以上の平編み弾性着衣を用いる症例が多く見られます．規格品でサイズが合わない場合，オーダーメイドで，丈の長さや周囲径，圧迫圧などを考慮して採寸し作製した弾性着衣が必要になることもあります．自分に合わない治療用具を使用すると，皮膚への食い込みによる痛み，発赤，炎症，水疱(水ぶくれ)や潰瘍の形成などにつながる可能性があります．

　夜間の圧迫を行う場合は，日中のような圧迫圧をかけず，軽度の圧迫圧を負荷します．個々の患者さんの重症度や手術時期に応じた適切な方法を医師より指示されますので，どのような治療用具を用いることが必要かを相談し，確認してください．これらの弾性包帯や弾性着衣の選び方，巻き方，使い方はリンパ浮腫の専門的知識や技術を有する医療者の相談を受けた上で開始してください．また，リンパ浮腫の治療用の弾性着衣は，市販の着圧靴下やストッキングとは異なり，圧迫圧が高い製品を使用することもあるため，安全に治療を開始し継続するために，着用補助具(図18)を適切に使い，うまく装着できない時は必ず相談して下さい．

　近年は，リンパ管静脈吻合術(LVA)と複合的治療を組み合わせた治療が広く行われています．しかし，LVAの術前や術後にどのような複合的治療を行うのが最適なのか，という問いに対する詳細な研究は報告されていません．その一方で，そのような治療を行った患者さんの治療結果をまとめた研究は複数報告されています．

　Winterら(2019)は，弾性着衣で6か月間の圧迫を行った上肢リンパ浮腫12症例に1～3吻合のLVAを行い，健側の上肢と患側の上肢の体積差を測定し，術後1年は，平均32.3％

の体積差であったことを報告しています.

また秋田ら(2015)は,下肢リンパ浮腫33症例43肢に対して,術前に圧迫療法を3か月以上行い,LVAを実施し,10症例でリンパ機能の改善が得られたことを報告しています.さらに,秋田ら(2017)は,下肢LVA＋複合的治療群(34肢)と複合的治療のみを行った群(14肢)について,CT画像で皮下脂肪の厚さを測定し,LVA＋複合的治療群は有意に減少したと報告しています.

大西ら(2021)は,下肢リンパ浮腫116例について,LVA術後早期に圧迫療法と運動療法を含む複合的治療を実施した群(51例)と圧迫療法を実施しなかった群(65例)を比較し,治療を実施した群の浮腫が有意に減少したことを報告しています.

圧迫下での運動(運動療法)

弾性着衣,弾性包帯による圧迫下での運動は,筋ポンプ作用を高めてリンパ液の流れを促す効果があります.運動前のストレッチや運動中,運動後の腹式呼吸,全身の運動を合わせて行うことでさらにリンパの流れを促す効果が期待できます.有酸素運動,無酸素運動の両方がありますが,どのような運動を行うかは,浮腫の部位,年齢,身体能力,関節可動域,生活環境を考慮します.一定の期間に集中して運動療法を実施することもあります.

＜A病院の実践例＞

リンパ浮腫ケア外来では,運動内容の指導とともに,個々の患者さんの運動時の負荷を考慮し,日々の習慣として実施できる運動を一緒に話し合います.運動が習慣となり,可視化できることを目指し,万歩計を使用する,記録するなどの方法を提案します.肥満のある方は体重管理や食事についても指導し,ご自身で経過を記録してもらいます.理学療法士が通院での運動療法を指導することもあります.

用手的ドレナージ

リンパ浮腫に対するドレナージは,皮膚表層を軽擦する(手や指を用いて軽い力で皮膚の表面を擦ること)刺激によってリンパ浮腫の生じている部位にたまったリンパ液をリンパ機能が残存する方向へ誘導し,排出します.浮腫の部位によって誘導する方向や皮膚の動かし方は異なります.

リンパ浮腫のドレナージは,リンパ浮腫の専門的知識・技術を有する医療者が実施する用手的リンパドレナージ(Manual Lymphatic Drainage；MLD)と患者さんが上記の医療者のドレナージの指導を受けて自分で行うシンプルリンパドレナージ(Simple Lymphatic

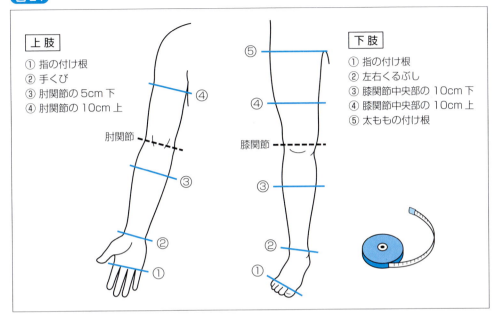

図24

上肢
① 指の付け根
② 手くび
③ 肘関節の5cm下
④ 肘関節の10cm上

下肢
① 指の付け根
② 左右くるぶし
③ 膝関節中央部の10cm下
④ 膝関節中央部の10cm上
⑤ 太ももの付け根

Drainage；SLD）があります．美容目的のリンパドレナージ，リンパマッサージとは異なります．ドレナージ単独での効果は未だ検証されていませんが，実施後は患肢の重さ，張りなどを軽減させることが期待できます．蜂窩織炎や心不全など，疾患や症状によっては禁忌となる場合がありますので，医師へ相談した上で行いましょう．

● **患肢のスキンケア**

　皮膚を常によい状態で保つため，清潔，保湿，保護に努め，感染症や外傷などのリスクを避けるようスキンケアを行います．スキンケアを習慣化することで，むくみや肌の変化に気付くことができます．リンパ浮腫発症リスクのある部位について，圧痕やむくみ，腫脹，発赤や熱感，皮膚の傷や，発疹などが生じていないかを観察しておきましょう．上肢や下肢の太さを測定する場合は，毎回同じ部位，同じ姿勢でマーキングをしてからメジャーで周囲径を測り，記録します．測定部位や測定方法は，図24の例を参考にしてもよいでしょう．いつもと違うむくみや感染の徴候が生じた場合は，医師の診察を受けてください．蜂窩織炎などの感染症は，リンパ浮腫を悪化させます．

　以下のことに注意しましょう．
- 日頃から刺激の少ない洗浄剤を使用して優しく洗い，皮膚や爪，手足の指を清潔に保ち

ましょう．弾性スリーブを着用している手指，つま先のある弾性ストッキングやトウキャップを着用すると趾間（足の指の間）が蒸れやすくなっていますので，清潔に保ちましょう．

- 患部周囲の皮膚が乾燥しないよう，保湿剤を塗って保湿をしましょう．
- 虫刺されや怪我に注意しましょう．ペットなどを飼っている場合は，擦り傷，掻き傷を作ったり，噛まれたりしないように気を付けましょう．

体重管理などのセルフケア

リンパ浮腫においては，患肢を自分で管理するセルフケアが大切です．リンパ浮腫の専門的知識・技術を有する医療者から指導を受けた後，日常生活のなかで適切に体重管理などのセルフケアを実践し，症状を軽減・維持することを心がけましょう．

日常の生活では，以下のことを注意して過ごしましょう．

①体重の管理

- 適度の運動を行うことは，浮腫の悪化予防に大変重要です．肥満はリンパ浮腫の悪化リスクとなりますので，食事も適切に管理し，適正な体重が維持できるように努めましょう．

②患肢皮膚への刺激や患肢への負荷

- 患肢を締めつけるアクセサリーの装着や衣服を着用しないようにしましょう．
- 美容目的でのリンパドレナージやマッサージ，患肢への鍼灸刺激はやめましょう．
- 長時間の立ち仕事や同一姿勢は患肢の循環を妨げることがあります．患肢へ負荷がかかる場合は，職場や周囲の方へ配慮してほしい具体的な事柄を明示して伝え，理解と協力を求めましょう．
- 仕事や家事，外出や旅行先などで疲労をためないように，休息，休養を意識し，周りの人の協力を得ましょう．

③医療関連

採血検査，注射・点滴，血圧測定などの医療行為でリンパ浮腫が悪化することを心配されている方も多いと思います．しかし，一部の研究においてはこれらが悪影響をもたらすことはないと報告されています．そのため，極度に心配する必要はありません．ただ，検査など，必要な場合以外においては，あえてリンパ浮腫をきたしている脚や腕でそのような行為を受ける必要もありませんので，避けておいた方が無難でしょう．

患者さんのためのリンパ浮腫外科的治療ガイドブック

第4章

リンパ浮腫に対する
外科的治療

外科的治療にはどのようなものがありますか？

リンパ浮腫の治療には，複合的治療（運動療法や圧迫療法，リンパドレナージなど）と外科的治療があります．複合的治療の詳細についてはPQ7（p.53〜），PQ9（p.68〜），PQ11（p.86〜）をご参照ください．

外科的治療は，主に，リンパの機能を再建する①リンパ管静脈吻合術（LVA），②リンパ節・組織移植術（血管柄付きリンパ節移植（VLNT）など）と，太くなった組織を減量する③脂肪吸引，④切除術（単純切除やCharles法など）があります（図25）．PQ10（p.70〜），PQ12（p.93〜），PQ13（p.96〜）で各術式について解説していますので，ご参照ください．

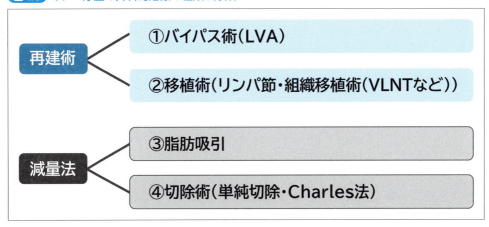

図25 リンパ浮腫の外科的治療の種類と分類

これらの治療法は，前に述べた臨床症状や検査の結果を踏まえて総合的に判断して選択します．またそれぞれ適応時期と身体への負担度合に違いがあります（表3）．

表3 外科的治療の推奨される治療時期と身体への負担の違い

外科的治療	推奨される治療時期（国際リンパ学会（ISL）の病期分類）	身体への負担
①LVA	I〜Ⅱ期	低度
②VLNT	I〜Ⅲ期	中〜高度
③脂肪吸引	Ⅱ後期〜Ⅲ期	中〜高度
④切除術	Ⅱ後期〜Ⅲ期	中〜高度

患者さんのためのリンパ浮腫外科的治療ガイドブック

PQ8　外科的治療の考え方と全体の流れについて教えてください

A　リンパ浮腫に対する外科的治療は患者さんの臨床症状や検査所見，身体への負担，患者さんやご家族の取り巻く環境，社会的な背景などを踏まえた上で，患者さんに合った最適な治療を総合的に判断します．どのような治療を受けるかを決めるのに必要な情報（病期，検査結果，治療内容，得られる効果，リスク，費用など）について詳しい説明を受け，十分に理解した上で，リンパ浮腫の外科的治療を担当する主治医と相談して決めてください．

治療の考え方

　リンパ浮腫に対する外科的治療には主に，リンパ管の機能を再建する①リンパ管静脈吻合術(LVA)，②血管柄付きリンパ節移植術(VLNT)と，太くまたは厚くなった組織を減量する③脂肪吸引，④余剰組織切除術（単純切除，Charles 法など）の２つに大きく分けられます．具体的には，患者さんの臨床症状や各種画像検査結果，身体への負担，患者さんやご家族を取り巻く環境，社会的な背景などを踏まえた上で，外科的治療が可能か否か，どの治療法をどのタイミングで行っていくべきかを総合的に判断していきます．一般的には手術侵襲の低い（身体への負担が少ない）LVA から行うことが多く，病期が進行するほど，リンパ管機能の再建のみでは治療効果が得られにくくなるため，それ以外の，より手術侵襲の高い（身体への負担が大きい）外科的治療を追加したり，時には複数の治療法を組み合わせたりしながら治療を行っていきます．

　LVA，VLNT，余剰組織切除術などは健康保険（公的な保険）が適用されますが，脂肪吸引については現時点（2025 年 3 月現在）で保険適用外となります．医療費が高額になる場合，同一月の自己負担額が一定の金額を超えた際に払い戻しを受けることができる高額療養費制度（コラム　リンパ管静脈吻合術(LVA)に対する高額療養費制度について：p.84〜参照）というものがありますので，詳細については医療機関窓口でご確認ください．

　また手術と同じくらい大切なのは複合的治療です．外科的治療により浮腫やそれに伴う皮膚や皮下組織の２次的変化を改善させることは可能であっても，残念ながらいかなる外科的治療でも一度変性したリンパ管を完全に元通りにする（いわゆる完治させる）ことはできません．手術を受ければ完治するという過度な期待は抱かずに，病状をコントロールしていくことを目標に，複合的治療を継続しながら，症状の経過や生活スタイルに応じて治

66　患者さんのためのリンパ浮腫外科的治療ガイドブック

療内容を調整していくようにしましょう.

治療全体の流れ

　今まで行ってきた画像検査をもとに患者さんに合った最適な治療法を決めていきますが, 手術の説明の際には治療により得られる効果や治療に伴う合併症・リスクなどについての説明があります. 実際にはインフォームドコンセント(説明と同意)に基づいて, 手術同意書にサインをすることで治療の契約が完了します. 具体的には治療内容, 予想される結果, 合併症, 代替可能な医療行為の有無と内容, 手術を受けない場合に予測される結果などの説明を受けるわけですが, 重要なことは, 患者さんは説明を受けるだけでなく, しっかり理解した上で, 自由な意思のもと, 治療を受けるか否かを含めて決める権利があることです. つまり説明を受けた上で益(メリット)と害(デメリット)を比べて害が益を上回ると判断した場合には手術を受けないことも選択の1つとなります. 治療の必要性や医師が使用する専門用語は一般の方からすると馴染みのないものですので, 言葉や内容がわからない場合には, すぐにその場で質問し, しっかり理解するようにしましょう. 話の内容を録音したい時には, 事前に申し出て許可をとることも可能ですし, 1人で説明を受けるのが不安な方は, ご家族や友人など信頼できる方と一緒に話を聞くとよいでしょう. 納得して治療を受けていく上では, 治療法を選択するにあたって必要な情報を担当医と患者さんやご家族が共有し, 最善の治療は何かについて, ともに話し合って決める過程(shared decision makingと言われます)を経て, 患者さんと医師を含めた医療スタッフが十分コミュニケーションをとりながら良好な信頼関係を築いていくことがとても大切です.

　説明を聞いても内容が十分に理解できない, 納得できないような時や, 他の医師の意見も聞いてみたい時には, セカンドオピニオン(第2の意見)を聞くことができます. 状況としては, ①診断が適切か否か知りたい場合, ②治療法の選択肢, 最適な治療法について知りたい場合, ③臨床試験について知りたい場合, などがあります. ただ, 注意すべきなのは, セカンドオピニオンは担当医を見限る, あるいは他の医療機関に移ることを意味するわけではありません. 意見を聞きに行くこと自体が目的となってしまわないように, セカンドオピニオンに行く理由をしっかり整理した上で受診するようにしましょう. セカンドオピニオンの受診の仕方は医療機関によって異なりますので, 受診を希望する医療機関に事前に確認することをお勧めします.

PQ8　外科的治療の考え方と全体の流れについて教えてください　　67

PQ9 リンパ管静脈吻合術（LVA）の術前に実施される複合的治療や術前の生活について教えてください

A 手術が決まったら，主治医より手術日，術前の検査，入院日数，吻合する（血管やリンパ管の切り口同士を縫い合わせること）部位などについて説明を受けます．術前から退院後までの治療の流れを示します（図26）．通常は，手術前に仕事や学校を休む必要はなく，普段通りの生活でよいです．ただし，仕事，家事，育児，介護などで心身に負担をかけないようにしましょう．術前に蜂窩織炎などの炎症が起こると手術が延期になることがあるので，手術に向けて体調を整えることを優先しましょう（図27）．

図26 画像検査〜手術〜退院後の流れ

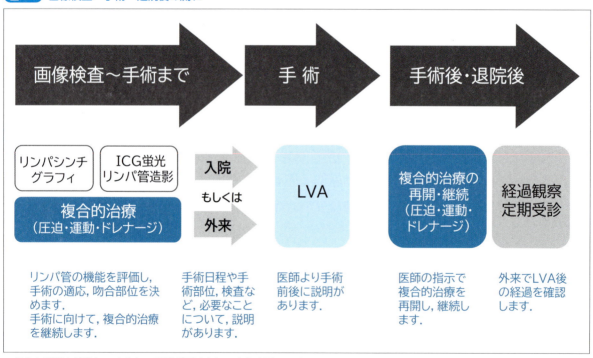

色々な職種と連携し，安心して手術が受けられるよう支援します．

図27 リンパ管静脈吻合術（LVA）術前の生活（成人）

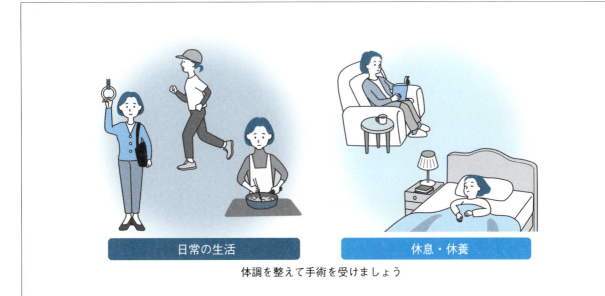

日常の生活　　　休息・休養

体調を整えて手術を受けましょう

　手術は，治療する医療機関によって全身麻酔もしくは局所麻酔で行います．入院期間は，治療する医療機関によって異なりますが，数日〜1週間前後になります．局所麻酔で日帰り手術を行う医療機関もありますので，術後の過ごし方や注意点は医師へ相談しましょう．仕事をしている方は，手術のために必要な休暇の期間を医師に確認してください．

　術前の複合的治療は，実施する方法や治療用具も医療機関によって様々です．具体的な方法は，医師より指示されますので，どのような方法での治療が必要か確認してください．

　入院中に包帯や弾性着衣を使用する場合は，自分が使用している日中用，夜間用の治療用具のほか，装着用の手袋，スライダーなどの着用補助具も必ず持参してください．病院によっては入院中に洗濯ができないこともありますので，包帯や弾性着衣の予備も必要です．

患者さんのためのリンパ浮腫外科的治療ガイドブック

PQ10 リンパ管静脈吻合術(LVA)について教えてください

PQ 10-1 リンパ管静脈吻合術(LVA)とは？

A リンパ管静脈吻合術はリンパ管と静脈を顕微鏡下に吻合(血管やリンパ管の切り口同士を縫い合わせること)することで，リンパ管内に停滞したリンパ液を静脈内へ誘導する手術です．手術は局所麻酔または全身麻酔で行います．

我々の心臓は毎分5〜8ℓの血液を末梢の血管へと送り出します．血液は末梢の細胞や臓器で利用された後，9割は静脈を通って直接心臓へ戻ります．残りの1割はリンパ液となり，静脈とは別のリンパ管を通って末梢から回収され，鎖骨の下で静脈と合流します．ここでリンパ液は静脈血と混ざり合い心臓へと戻ります(図28)．日本をはじめとした先進国においては，リンパ浮腫の原因の多くが，がん治療の後遺症です．これらの病態では，リンパ管が末梢から鎖骨の静脈に至る過程に狭窄や閉塞などが生じ，その末梢にリンパ液が溜まることでむくみが生じると考えられています．リンパ管静脈吻合術(Lymphaticovenular anastomosis；LVA)は，むくみを生じている場所でリンパ管を直接静脈と吻合することで，停滞したリンパ液を静脈へ誘導し，むくみを改善することを目的とした外科的治療です．

リンパ管は皮膚と筋肉の間にある脂肪の層の中に無数に存在していますが(図29)，リンパ管の中を流れるリンパ液が透明であることと，太さが1mm以下と非常に細いことから，血管のように体の表面から確認することができません．LVAを行う際はインドシアニングリーン(ICG)蛍光リンパ管造影を用います．基本的に下肢(脚)のむくみであれば足背(足の甲)と足の側面，上肢(腕)のむくみであれば手背(手の甲)と手の側面にICGを注射します．その後，赤外線カメラを用いて(図30)皮膚の下にあるリンパ管の経路を確認します．さらに超音波の検査装置を用いて皮膚の下の静脈の位置を確認し，手術を行う部位を決定します．局所麻酔を注射後に皮膚を1〜4cm程度(部位や深さにより異なります)切開し，脂肪の層の中にあるリンパ管を見つけ出して静脈へ吻合します(図31, 32)．リンパ管の太さはおよそ0.3〜0.6mm程度と細いため，吻合には顕微鏡を用います．

吻合の方法は末梢側のリンパ管の断端と，中枢側の静脈の断端を吻合する端々吻合とリンパ管の側面に穴をあけて，そこに静脈を吻合する側端吻合の2つがあります(図33)．端々吻合では順行性のリンパの流れが静脈にドレナージされるのに対して，側端吻合では

70　患者さんのためのリンパ浮腫外科的治療ガイドブック

図28 リンパ管の走行

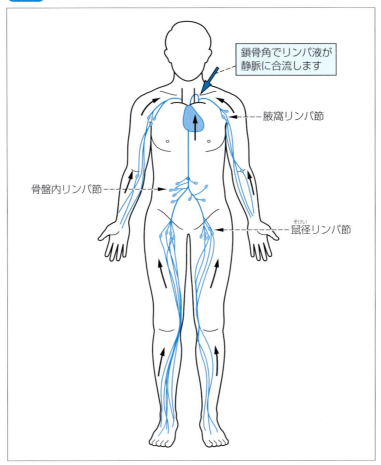

末梢から流れてきたリンパ液は鎖骨角で左鎖骨下静脈に流入し、心臓へと戻ります。

図29 リンパ管の走行

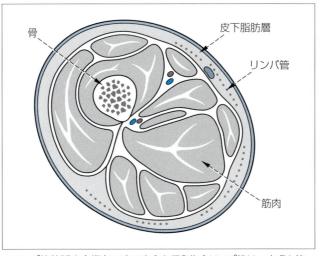

リンパ管静脈吻合術（LVA）で吻合を行う集合リンパ管は，皮膚と筋肉の間の皮下脂肪層に多く存在します．

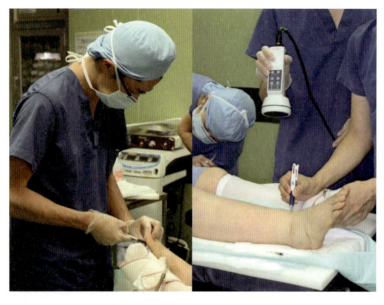

図 30
リンパ管はインドシアニングリーン(ICG)の注射と赤外線カメラを用いた ICG 蛍光リンパ管造影によって見つけることができます．

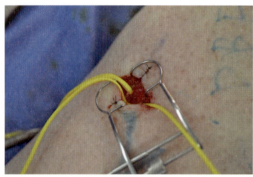

図 31
リンパ管静脈吻合術(LVA)は約 1〜4 cm の小さな傷で行うことができます．

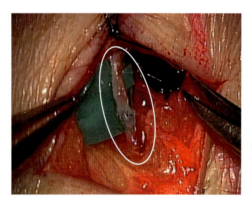

図 32
顕微鏡下に吻合されたリンパ管と静脈
リンパ管の収縮や，運動による骨格筋の収縮作用によって，リンパ液がリンパ管から静脈へと押し出されます．

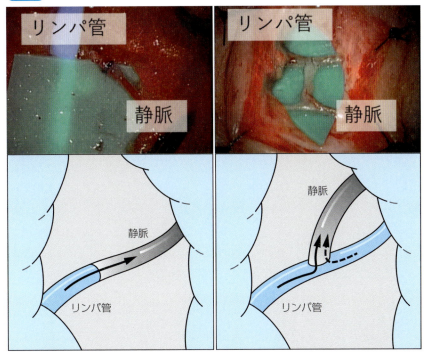

図33

リンパ管静脈吻合術にはリンパ管の端と静脈の端を吻合する端々吻合とリンパ管の側面に静脈を吻合する側端吻合に大きく分けられます．矢印はリンパ液の流れを示します．リンパ液は矢印の通り，末梢から中枢に向かいます（順行性）．側端吻合においては点線矢印のようにリンパ管を一部逆流して流れてくるリンパ液を回収することができます（逆行性）．

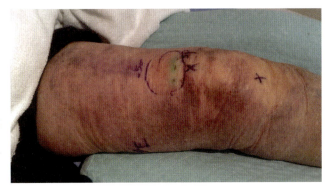

図34
リンパ管静脈吻合術翌日に，膝，大腿にかけて認めた皮下出血斑
(前川二郎著：グラフィック　リンパ浮腫診断―医療・看護の現場で役立つケーススタディー，p.26，全日本病院出版会，2019．より引用)

末梢からの順行性のリンパの流れと，中枢からの逆行性のリンパの流れをドレナージできると考えられています．また，側端吻合ではリンパ管を切断しないため，もともとのリンパ液の流れは保たれると考えられています．一方で側端吻合では吻合部より中枢のリンパ管内に静脈血が逆流することがあります（図34）．吻合形態については端々吻合と側端吻合のどちらが効果があるのかは，未だに明らかになっていません．

　手術時間は吻合の数，術者の人数や，麻酔の方法によって異なりますが，2〜4時間程度

です．手術は局所麻酔または全身麻酔のいずれでも施行可能です．局所麻酔の利点は全身麻酔のような身体への負担が少なく日帰りでも手術を受けられる可能性があることです．一方で，欠点としては，手術中は患肢を動かさずに姿勢を保つ必要があることと，局所麻酔手術では麻酔薬やICGの注射にともなう痛みを感じることなどがあります．全身麻酔は，寝ている間に手術が終わることが利点ですが基本的に入院が必要となります．近年では日帰りでLVAを行う医療機関も増えている一方で，吻合部の安静や複合的治療を組み合わせた術前後の治療のために，1週間程度の入院を勧めている医療機関もあります．術後の安静がLVAの効果に及ぼす影響については未だに不明な点も多く，手術を担当される医師との相談が必要です．

PQ 10-2 リンパ管静脈吻合術(LVA)の適応と効果について教えてください

A リンパ管静脈吻合術(LVA)の適応については明確な基準はありませんが，LVAの効果は，皮下組織の線維化や脂肪増生が少なく，吻合するリンパ管の変性が進行していない早期例ほど治療効果が高いと考えられています．

　リンパ管静脈吻合術(LVA)を行った場合，吻合するリンパ管自体の変性が少なく，リンパ液の流量が保たれていて(リンパ液を流すためにリンパ管に備わっている平滑筋機能が残っている)，皮下組織の線維化や脂肪増生が軽度な国際リンパ学会(ISL)の病期分類(p.5表1参照)Ⅱ期前期までの患者さんの多くは，術後に周径の減少や，皮膚の張り感の軽減などの変化が実感できます．ただし，同じ腕や脚でも部位によって線維化の程度などが異なるため，効果が一部のみに限定して認められることもあります．例えば下腿(膝から下)は細く柔らかくなったものの，大腿(太もも)は術後も浮腫や硬さが残るなどといったことも起こり得ます．一方，吻合するリンパ管自体の変性が強く，リンパ液の流量が少ない場合や，リンパ管を取り巻く皮下組織の線維化や脂肪増生が目立つ進行例の場合は，LVAの効果が十分に得られないことがあります．特に進行例では，LVA単独での効果は限定的であり，LVAを行う際には手術前後の圧迫療法の併用がとても重要となります(PQ11：p.86〜参照)．過去の報告では片側の下肢(脚)リンパ浮腫の患者さんで，LVA術後1年で健側と同じ周径まで改善した方は，術前のリンパシンチグラフィで造影剤投与後15分以内に鼠径(脚の付け根)までリンパ液の流れが確認された患者さんであったことがわかっています．リンパ管の変性，脂肪組織の増生や線維化が進行する前にLVAを受けることでより高い手術の効果が得られる可能性があります．

　LVAの効果は早くて術後数日から見られますが，もともとのリンパ浮腫の病期，術後の安静度，弾性着衣の装着の有無などによって異なります．LVAの長期的な浮腫軽減効果についてはまだ明らかになっていないため，術後に弾性着衣の装着を継続されることをお勧めします．またその他の治療効果として，リンパ浮腫の合併症の1つである蜂窩織炎を繰り返す患者さんの70%以上において蜂窩織炎の程度の軽減や発症頻度の減少が見られると言われています(PQ14-2：p.105〜)．さらに吻合部位や吻合数も治療効果に少なからず影響を与えていることがわかっていますので，詳しくはコラム(リンパ管静脈吻合術(LVA)における吻合数の数え方：p.81，リンパ管静脈吻合術(LVA)における吻合部位の選び方：p.82〜)をご参照ください．

図35 リンパ浮腫が進行した患者さんのCTと組織像

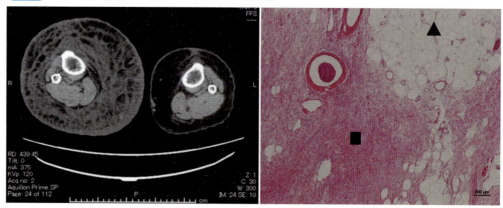

進行例では浮腫ではなく，脂肪組織(写真右，▲部)の一部が線維化(写真右，■部)しており，リンパ管静脈吻合術(LVA)の効果は期待できません．

　LVAの限界または問題点として，長期的な経過で吻合部が閉塞した結果，リンパ液が静脈へ流れなくなることが挙げられます．LVAの吻合部開存率(かいぞん)(すべての吻合部の中で術後に閉塞せずにリンパ管から静脈への流れが保たれている吻合部の割合)は術後2年で36％と報告されています．一方で開存率と周径の変化には相関がないとされていますが，長期的な経過では開存率の低下により周径が太くなる可能性も考えられます．LVAの効果の持続は患者さんによって様々です．LVA術後に同部位や，さらに浮腫が気になる部位に対して追加でLVAを行うことも少なくありません．

　国際リンパ学会(ISL)の病期分類(p.5 表1参照)では，むくみを自覚していなくてもリンパ液の輸送機能が障害されている状態が0期として定義されています．このことから浮腫を自覚した時点では，すでにリンパ液の流れが悪くなっていることが予想されるため，むくみに気付いたらリンパ液の流れを見る検査を受けて，リンパ液の停滞の有無を確認するとよいでしょう．

PQ 10-3 リンパ管静脈吻合術(LVA)の合併症やデメリットについて教えてください

A 手術には繊細で卓越した技術が求められるため高難度の手術とされる一方で，手術自体の合併症やデメリットはとても少ない術式です．

　リンパ管静脈吻合術(LVA)は，皮膚を 1〜4 cm 程度切開し，皮下の比較的浅い脂肪の中に存在するリンパ管と静脈を見つけ，これらを吻合することでリンパ液の新しい流れをつくりだす，局所麻酔で行うことも可能な低侵襲手術(身体にかかる負担が少ない手術)です．リンパ管は 0.3〜0.6 mm 程度の太さのものを扱う場合が多いため，手術には繊細で卓越した技術が求められますが，手術自体の合併症やデメリットはとても少ないです．

　合併症のリスクは，同じ程度の大きさの切開が必要な皮膚・皮下腫瘍の切除を行う場合と大きな変わりはありません．術後出血や皮下血腫，創部感染，術後の創部周囲の疼痛や感覚障害(ほとんどが一時的なものです)，傷あと(肥厚性瘢痕やケロイド)などが合併症として挙げられますが，顕微鏡下に繊細な操作で行う LVA ではいずれも発生する可能性は低いです．またこれらの合併症のいずれかが生じたとしても，創部自体も小さい範囲であるため，大きな問題にはならないことがほとんどです(表 4)．

　LVA の特殊な合併症としては，術後リンパ漏が挙げられます．これは，手術の創部からリンパ液が漏れている状態のことを指しますが，特に浮腫が強い患者さんにおいて手術後に一時的に生じる場合がほとんどです．一方で，吻合したリンパ管と静脈の連続性が断たれてしまうことなどが原因で，創部からリンパ液が漏れ続けてしまうこともあります．原因としては，転倒や怪我などで LVA を行った創部への衝撃が生じた場合や，または術後早期に極度な関節運動やストレッチを行うことで創部に強い緊張が生じた結果，作成した

表 4 LVA の合併症の一覧

- 術後出血，皮下血腫
- 創部感染
- 創治癒遷延，創が開いてしまう
- 術後の創部周囲の疼痛や感覚障害(ほとんどが一時的なもの)
- 傷あと(肥厚性瘢痕やケロイド)
- 術後リンパ漏

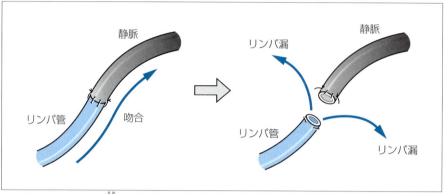

図36

術後リンパ漏はとても稀な合併症ですが，一度生じると治療に時間がかかることもあるため，担当医に指導された圧迫療法を術後もしっかり継続するとともに，術後の安静や生活上の注意点を守ることが重要です．

吻合部や創部が裂けてしまうことによるものが考えられます(図36)．術後リンパ漏はとても稀な合併症ですが，リンパ漏が改善するまでに時間がかかり，追加手術が必要な場合もあります．LVA を受けた後は，術後リンパ漏を予防するために，担当医から指導された圧迫療法を術後もしっかり継続するとともに，安静や生活上の注意点を守っていただくことが重要です．

PQ 10-4 リンパ浮腫を予防するための リンパ管静脈吻合術(LVA)とは?

A 乳がん，婦人科がんなどの治療を受けた患者さんに対して，リンパ浮腫を発症する前にリンパ管静脈吻合術(LVA)を行うことで，リンパ浮腫の発症自体を防ぐための手術です．現在，保険の適用ではありません.

　日本を含む先進国においては，リンパ浮腫の原因の多くはがんの治療に起因します．乳がん治療に伴う腋窩(わきの下)リンパ節郭清や，婦人科領域のがん治療に伴う骨盤内リンパ節郭清では，治療に伴う続発性リンパ浮腫の発生が比較的多いと報告されています．リンパ節郭清では，リンパ節の摘出に伴いリンパ流路が破綻することによってリンパ浮腫が生じます．他にも泌尿器領域のがん治療や放射線治療の後遺症なども続発性リンパ浮腫の原因に挙げられます(PQ1-2「リンパ浮腫が発症する原因に基づいた分類」: p.4 参照).

　リンパ浮腫を予防するためのリンパ管静脈吻合術(LVA)として近年報告されている方法は，乳がんの手術でリンパ節郭清を行う際に，腋窩部で途切れたリンパ管を周囲の静脈と吻合することで，リンパ流路の破綻を防ぐ試みです(図37)．本邦では，まだ予防的LVAは保険の適用ではないため，保険で行う乳がんの手術の際に同時に行うことはできません.

　もう1つのリンパ浮腫を予防するためのLVAとしては，例えば乳がんに対して腋窩リンパ節郭清やセンチネルリンパ節生検を受けている患者さんのうち，まだリンパ浮腫が生じていない患者さんに対する患肢でのLVAが挙げられます(図38)．この予防的LVAも，本邦では保険の適用ではありません.

図37　乳がん手術（腋窩リンパ節郭清）と同時に行う予防的 LVA

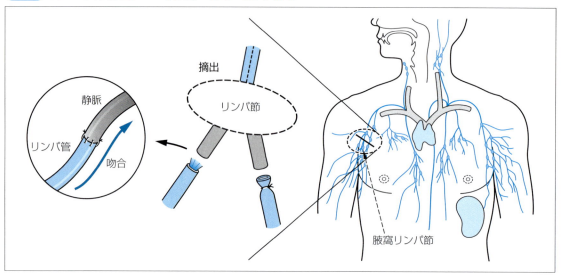

腋窩部でのリンパ節郭清によって，摘出したリンパ節のリンパ流路が破綻してしまっています．リンパ流路が途切れたリンパ管を静脈に吻合することで，リンパ液の新たな流れを作り出し，リンパ浮腫を予防します．

図38　患肢における予防的 LVA

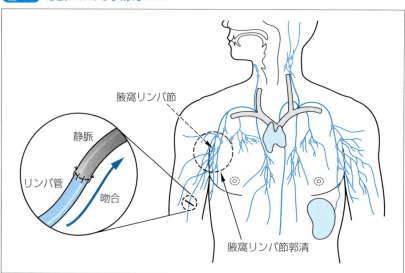

患肢で LVA を行うことで，新たなリンパ流路を作成してリンパ浮腫を予防します．リンパ管が変性にいたっていない状態であるため（国際リンパ学会（ISL）の病期分類：p.5 表1参照），インドシアニングリーン（ICG）蛍光リンパ管造影検査でリンパ管を同定することは比較的容易です．しかし一方で，リンパ液のうっ滞がない状態のリンパ管はとても細く，手術の難易度はより高くなるものと考えられます．

コラム

リンパ管静脈吻合術(LVA)における 吻合数の数え方

　リンパ管静脈吻合術(LVA)における吻合(血管やリンパ管の切り口同士を縫い合わせること)数の数え方に決まりはありませんが，基本的に静脈と吻合したリンパ管の本数が基準となります．

　1本のリンパ管の末梢側を静脈に吻合する場合は1吻合．同じ皮膚切開でもう1本の異なるリンパ管を静脈に吻合した場合，皮膚の傷は1つですが吻合数は2となります．LVAにはリンパ管と吻合に適した静脈が必要になります．体の場所によってはリンパ管の本数に対して十分な数の静脈が存在しないこともあります．その場合は，1本の静脈の断端や枝を用いたり，場合によっては静脈の側面に穴をあけて複数のリンパ管を1本の静脈に吻合する場合があります．その場合は，つないだリンパ管の数だけが吻合数となります．さらに，リンパ管を切離して静脈と吻合する端々吻合では，通常リンパの流れに沿ってリンパ管の末梢側を静脈に吻合しますが，施設によっては逆流してくるリンパ液をドレナージする目的で，中枢側も吻合する場合があります．この場合は1本のリンパ管の末梢および中枢側をそれぞれ吻合するために吻合数は2となります．

　LVAの効果と吻合数の関係については，1つの施設における吻合数と四肢(腕や脚)のサイズの減少を比較した臨床研究では，吻合数が多いほど，吻合した四肢のサイズの減少率が大きくなったとする研究論文があります．一方でいくつかの施設から報告されているLVAの効果についての論文を用いて，施設ごとのリンパ管の吻合数と手術の効果を検討した場合では，吻合数とLVAの効果には相関はないと報告されています．これらの結果から，吻合数を増やすことで静脈へドレナージされるリンパ液が増加して，四肢のサイズを減少させることが期待される一方で，施設による手術の適応や，手術の技術などの因子もLVAの効果に影響していることがわかります．

　　　　　　　　　　(「患者さんのためのリンパ浮腫外科的治療ガイドブック」作成委員会)

コラム

リンパ管静脈吻合術(LVA)における
吻合部位の選び方

　リンパ管静脈吻合術(LVA)において，吻合する部位の選び方は治療効果にも関わる重要な事項と考えられています．リンパ管自体はとても細いため，生きている人間の体で，詳細なリンパ管の走行を詳しく安全に調べることはこれまで困難でした．

　近年はインドシアニングリーン(ICG)蛍光リンパ管造影や超音波検査などの画像診断の発展により，実際にリンパ浮腫の患者さんの四肢(腕や脚)でリンパ管自体の存在部位を評価することが可能となってきました．

　その結果，リンパ管の解剖研究も盛んとなり，リンパ浮腫治療において重要となる四肢リンパ管の走行においても，新しいリンパ管の走行が発見されており，リンパ浮腫の外科治療に応用されています．

　ただし，現在の画像技術をもってしても，すべてのリンパ管を見つけられるわけではなく，見つけられるリンパ管の深さの限界や，重症の患者さんでは評価が難しいといった課題もあるため，まだまだ完全とは言えません．リンパ浮腫は，これからのさらなる画像診断技術の発展が強く望まれている分野なのです．

　リンパ管静脈吻合の吻合部位の選び方においては，①手術する段階での患者さんそれぞれにおいて，拡張したり変性したりしているリンパ管の中から，画像検査などにより治療効果の高い部位を選択していく方法，②一般的なリンパ管の解剖や機能から治療効果が高く得られやすい部位を選択する方法，が用いられています．そのどちらも重要で，患者さんごとに手術する部位や吻合数を，浮腫の状態や検査によって選択していくことが大切です．場合によっては1吻合のみで十分な方もいる一方，複数部位を同時に手術しないと効果が得られにくい患者さんもいます．

　実際に行われている例を紹介すると，①においては，リンパ浮腫によって痛んでしまい，内腔が細くなってしまって流れにくい原因となってしまっている部位を画像診断で見つけ，そこに新たな流れを作れるように部位を選択して，リンパ管静脈吻合が行われています．また，②においては，鼠径部(脚の付け根)のリンパ節の輸出リンパ管を用いる方法(ELVA)や，膝上内側の比較的深い部分のリンパ管を用いる方法(SEKI法)などが行われています．

　大切なことは患者さんのリンパ浮腫の進行度，ステージに応じて，適切な吻合部位や方法を選択することです．最初は1〜3吻合のみを行い，リンパの流れを

改善させて，その後リンパ浮腫がある程度改善するまで待ち，以前よりも状態の
よくなったリンパ管を用いたリンパ管静脈吻合や，まだ浮腫が残っている部位を
選択してリンパ管静脈吻合を行うとことも重要です．

（「患者さんのためのリンパ浮腫外科的治療ガイドブック」作成委員会）

コラム

リンパ管静脈吻合術（LVA）に対する高額療養費制度について

　病気によって経済的な負担が増えたり仕事を休んで給与が支給されない場合に利用できる様々な支援制度があります．

高額療養費制度について
　同一の医療機関の窓口で支払う医療費が1か月（暦月：1日から末日まで）で上限額（自己負担限度額）を超えた場合，その超えた金額の払い戻しを受けることができる制度です．上限額は，年齢や所得に応じて定められており，平成29年8月から，70歳以上の高額医療費の上限額については段階的に見直しが行われていますので，詳しくは厚生労働省のHP（高額療養費制度を利用される皆さまへ｜厚生労働省（mhlw.go.jp））をご参照ください．ただ，医療にかからない場合でも必要となる「食費」や患者さんの希望によってサービスを受ける「差額ベッド代」「先進医療にかかる費用」などは支給の対象になっていません．

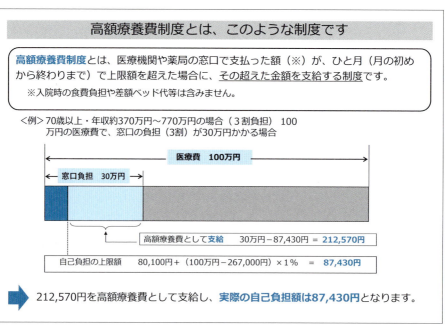

（厚生労働省HPより）

さらに自己負担分を軽減するしくみがあります．1人1回分の窓口負担では上限を超えない場合でも，複数の受診や同じ世帯にいる他の方の受診について，自己負担額を1か月単位で合算することができます（世帯合算）．また，過去12か月以内3回以上，上限額に達した場合は，4回目から「多数回」該当となり，上限額が下がります（多数回該当）．

マイナ保険証・限度額適用認定証
　LVAのように1か月にかかる医療費が高額になりそうな場合には，「マイナ保険証（健康保険証利用登録を行ったマイナンバーカード）」または「限度額適用認定証」を窓口で提示することにより，窓口で一時的に支払う高額なお金を準備したり，自分で払い戻しの手続きを保険者に行う手間が省けます．前者の場合は，医療機関で「マイナ保険証」を提示し，「限度額情報の表示」に同意すると，窓口での支払いを限度額までに抑えることができます．限度額適用認定証の申請方法は，協会けんぽや組合健保などの雇用保険と国民健康保険で異なりますので，ご自身が加入している保険者や区役所の窓口に確認してみましょう．ただ，協会けんぽなどは，申請してから交付までに1週間ほどの期間が必要になるので，入院や手術が決まった段階で早めに申請しておくとよいでしょう．

傷病手当金
　被保険者が病気やけがのために働くことができない場合に，支給要件を満たすことで「傷病手当金」が支給されます．支給対象・支給金額・支給期間などは以下のとおりです．

項　目	概　要
支給対象	・業務外のケガや病気であること ・勤務ができない状態であること ・連続する3日間の休業を含めて4日間以上仕事に就けなかった状態であること ・仕事を休んだ期間の給与支払いがないこと
支給金額	支給開始日以前の継続した12か月間の平均給与÷30日×3分の2 ※被保険者期間が12か月未満の場合は異なる計算式が適用される
支給期間	支給開始日から1年6か月
振り込み時期	申請書類を受け取ってから10営業日（2週間）程度
必要な手続き	傷病手当金支給申請書を提出（協会けんぽ，健康保険組合，共済組合）

（厚生労働省「傷病手当金について」より）

（「患者さんのためのリンパ浮腫外科的治療ガイドブック」作成委員会）

患者さんのためのリンパ浮腫外科的治療ガイドブック

PQ11 リンパ管静脈吻合術(LVA)後の複合的治療について教えてください

PQ 11-1 入院でリンパ管静脈吻合術(LVA)を受ける場合の手術当日から退院までの経過，複合的治療について教えてください

A 手術当日は，病棟から手術室へ向かいます．全身麻酔では，麻酔薬で眠っている間に手術を行います．局所麻酔では，吻合予定部位に麻酔薬を注射する浸潤麻酔や，痛みを伝える神経の伝導を一時的に抑える伝達麻酔などで局所的に痛みを抑えて手術を行います．

手術時間は，重症度，吻合部位，吻合数によって異なります．手術終了後は，病室へ戻ります．実施した手術の内容については，医師より説明があります(図 39)．

　術後の安静，複合的治療の再開については，医師の指示を確認してください．通常は，手術翌日以降に安静が解除されることが多く，水分の摂取や食事もできます．術後の安静については，縫合した創部への負担を軽減する目的と，吻合部の破綻(吻合した部分が裂けてしまうこと)を予防する目的があります．吻合した身体の部位(上肢/下肢・関節のまわり)や吻合部の状態によって安静を必要とする期間が異なりますので，必ず主治医に確認してください．また，抜糸が必要となる場合は，術後の創部の状態に応じて，1週間前後で行います．通常，創部抜糸までの期間は，シャワーは可能ですが，早期に浴槽に入ることで皮下出血や感染のリスクが高まる可能性がありますので，入浴の時期については主治医の指示に従ってください．

86　患者さんのためのリンパ浮腫外科的治療ガイドブック

図39 Bさん（成人）のリンパ管静脈吻合術（LVA）の経過例（全身麻酔の場合）

歩いて手術室へ行きます．
全身麻酔では，点滴をします．

全身麻酔で眠っている間に手術が終了します．
病室へ戻った後，医師より吻合した箇所，痛み止めについての説明を受け，手術の当日は安静にしています．

手術翌日以降，食事，水分摂取，歩行が可能となります．
弾性着衣は医師の指示で着用を再開します．回診で医師が創部の状態を確認します．

創部を洗う場合は，低刺激の石けんでやさしく洗います．患肢が乾燥しないようローションやクリームで保湿します．

手術の〇日後（医療機関によって異なります）に退院し，退院後の初回外来で抜糸します．
抜糸後の運動やドレナージは医師の指示で再開します．

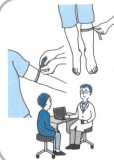
定期的に外来を予約し，受診して経過を観察します．
LVA後も複合的治療は継続します．

PQ 11-2 退院後の生活や注意することについて教えてください

A 術後の経過を確認するため，定期的に外来を受診します．複合的治療（圧迫下の運動（運動療法）・用手的リンパドレナージ）は，術後も継続します（PQ2-2：p.20〜，PQ7：p.60〜参照）．

抜糸までは創部周囲の清潔を保ち，創部の皮膚に強い力が加わるような激しい活動や運動はできません．抜糸後は，通常の通学，就労は差し支えありません．仕事，家事，育児，介護など，術前と同様の生活に戻ることができますが，心身に負荷をかけないよう徐々に身体を慣らしていきましょう（図40）．

　術後の圧迫，運動，ドレナージの方法は，医師に確認しましょう．

　リンパや静脈の循環を妨げるような長時間の同一姿勢，患肢に強い外的な力（打撲や衝撃）がかかるような動作などは避ける必要があります．PQ7「体重管理などのセルフケア」（p.62）の項目も参考にして下さい．

図40 リンパ管静脈吻合術（LVA）術後の生活

食事
肥満は，リンパ浮腫悪化のリスクです．
術後も適正な体重を維持できるよう，食事を管理しましょう．

学校生活・仕事・生活全般
LVAの術後，抜糸した後は手術前と同様の生活に戻ることができます．蜂窩織炎などの炎症が起こらないよう，体調を整えましょう．

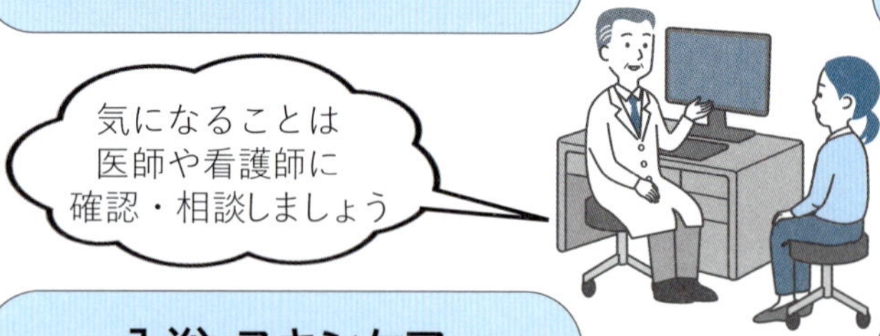

気になることは医師や看護師に確認・相談しましょう

入浴・スキンケア
抜糸後は，浴槽に入ることも可能になります．
創部と患肢は，擦らずに低刺激の石けんでやさしく洗います．乾燥しないようローションやクリームで保湿しましょう．患肢の日焼けは避けましょう．

圧迫・運動・ドレナージ
術前と同じように運動やドレナージを再開することができます．再開の時期，方法は医師に確認しましょう．また，弾性着衣着用下の運動を継続しましょう．

リンパ管静脈吻合術(LVA)術後の創部の回復過程には個人差がありますが，傷あとは徐々に目立たなくなっていきます．抜糸後も患肢の皮膚が乾燥しないようスキンケア(清潔・保湿)を続けましょう．具体的な対策や方法についてわからないことがある時は，リンパ浮腫の専門的知識・技術を有する医療者へ相談しましょう．

＜C病院の下肢LVA実践例(表5)＞

- **圧迫療法の導入**：初回外来時に患者さんの状態や来院頻度などの背景をもとに弾性包帯による多層包帯法または弾性着衣を選定し，圧迫療法を導入します．多くは弾性着衣で導入となり，外来では1か月後・3か月後・6か月後と間隔をあけて圧迫療法の評価をします．その際，患者さんの浮腫の状態に合わせて，治療用具調整や工夫などの指導を行います．

- **手術日決定後の圧迫療法**：手術の約1か月前の外来で，術後の圧迫療法の指導を行います．術後は，主に包帯を用いた圧迫となるため，手技の指導を行います．

- **術後の圧迫療法**：手術当日または翌日から圧迫療法を開始します．圧迫の方法は弾性包帯による多層包帯法が主です．患者さんの浮腫の状態にもよりますが，下肢では圧迫圧50 mmHg程度，上肢では30 mmHg程度です．

- **LVAの入院期間**：8日間の入院で，退院日の朝まで圧迫療法を行います．圧迫療法の基本はセルフケアで，リンパ浮腫の専門的知識や技術を有する医療者や病棟看護師が圧迫の手技や方法を確認します．退院後は，弾性ストッキングでの圧迫療法となり，新しい弾性着衣を着用します．退院後の圧迫は，浮腫の状態で判断しますが，弾性着衣の重ね履きで，50 mmHgを継続することもあります．

表5　C病院のリンパ管静脈吻合術（LVA）術前後の経過例

	入院前	入院日（前日）	手術日	術後1日目	術後2日目	術後3日目	術後4日目	術後5日目	術後6日目
目標	・手術前の準備ができる ・手術・麻酔を受けることを理解し心構えができる ・周術期のセルフケアを習得できる		・不安なく手術に臨める	・周術期ケアに取り組むことができる ・日々の変化から適切なケアを知ることができる			・退院後の生活を考えることができる →		・退院できる
圧迫	・周術期圧迫療法の指導をします	・周術期圧迫療法の確認をします	・術後に包帯で軽い圧迫を行います	・周術期圧迫療法を行います			・退院後の弾性着衣を選定します		・退院後からは新しい弾性着衣を着用します
運動	・習慣化している運動を継続します ・周術期に行う運動の内容を指導します			・リンパエクササイズ・ウォーキングを行います →					・自宅でも運動は継続します
リンパドレナージ	・セルフリンパドレナージを継続します			・リンパ浮腫療法士により実施します →					・外来通院で継続します
スキンケア	・保湿を行います ・入浴ができます			・保湿を行います ・シャワー浴ができます →					・退院後からは入浴できます
日常生活指導	・手術に備えて体調を管理しましょう ・体重を測定し記録しましょう		・術後は患肢を挙上しましょう	・離床時以外の患肢の下垂は避け、挙上しましょう ・治療用具が食い込まないように気をつけましょう			・退院指導を行います		

90　患者さんのためのリンパ浮腫外科的治療ガイドブック

PQ 11-3 学校に通っていますが，術前後は何に注意すればよいですか？

A 術前後の注意点については PQ7(p.53)，PQ11-1(p.86)，PQ11-2(p.88)に記載した通りです．通常は通学や運動系の部活動に制限はありませんが，安静が必要な期間は，リンパ浮腫の外科的治療を担当した主治医に確認して下さい（図41）．入院や手術，術前後の学校生活，課外活動への出席について知っておきたいこと，わからないこと，心配なこと，学校へ報告することや診断などに関する書類の必要性があれば，術前の外来で医師や看護師に確認します．術前は体調を整え，患肢(かんし)の皮膚に傷を作らないようにし，術後に患肢へ負担のかかるような動作や姿勢がある場合は，学校と相談しましょう．特に術後早期（1か月程度）は，傷あとに強い衝撃（ボールなど）を加えないように注意してください．膝や肘などの関節近くの手術部位においては，傷あとのひきつれで痛みや動かしづらさが生じることもありますので，創部の管理方法や安静期間などについて主治医に確認しましょう．試験，修学旅行，部活動の試合や遠征，行事などを予定している場合は，手術時期を調整できることもありますので，外来で医師や看護師に相談して下さい．

術後は，抜糸が済んでいれば術前同様の生活に戻ることができます．定期的な診察は医師と相談し，学校生活に支障がない日で調整することができます．

相談の時，席を外してほしい人がいる場合は，遠慮せずに医師や看護師に伝えましょう．

図41 学生Dさんのリンパ管静脈吻合術(LVA)術後の経過

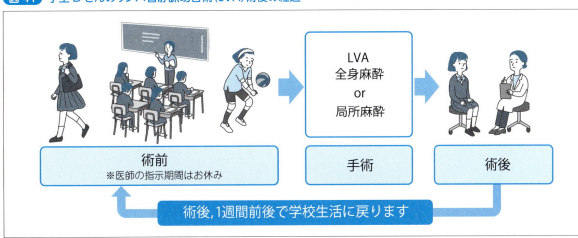

PQ 11-4 仕事をしていますが，職場にどのような配慮を求めることができますか？

A 労働契約法では，雇用者（使用者）は従業員（労働者）が健康に働くことができるよう配慮しなければならないとする安全配慮義務が定められています．つまり，就業中の姿勢や動作に関する配慮の要否，配慮が必要な期間など，従業員が雇用者へ具体的に伝えておくことで職場の環境を調整することができます．その他，仕事と治療を両立するための支援については以下のサイトが参考になります．

厚生労働省　治療と仕事の両立支援ナビ
https://chiryoutoshigoto.mhlw.go.jp/

患者さんのためのリンパ浮腫外科的治療ガイドブック

PQ12 血管柄付きリンパ節移植術（VLNT）の 有効性と安全性について教えてください

A 血管柄付きリンパ節移植術（VLNT）は，リンパ節を血流を維持した状態で移植する手術です．血流を維持するためには，手術用顕微鏡を使用し，リンパ節を栄養する血管を移植する部位の血管と吻合する必要があります．
新たなリンパ液の循環がつくられることで，浮腫の軽減が期待されます．リンパ浮腫の進行の程度により手術の効果は違うため，手術を行うことで必ず浮腫が改善するというわけではありません．
合併症としては，吻合部血栓や移植した組織の壊死などがあります．また，リンパ節を採取した部位にリンパ浮腫を発症する場合があります．

● 血管柄付きリンパ節移植術とは

　血管柄付きリンパ節移植術（vascularized lymph node transfer；VLNT）は，リンパ液の流れを新たにつくることを目的にした手術方法です（図42～44）．移植するリンパ節とリンパ管を含んだ周囲組織の血流を維持した状態で移植することができるため，移植後のリンパ節の機能が高く維持されます．移植の際には，顕微鏡下に血管吻合（血管の切り口同士を縫い合わせること）を行う必要があり，リンパ管静脈吻合術（LVA）に比べ，やや大がかりな手術になります．VLNTは，主にオトガイ部（あごの下），鎖骨上部，外側胸部，鼠径部（脚の付け根）などに存在するリンパ節が採取されます．採取部に新たなリンパ浮腫を発症することがあるので，慎重な手術操作が求められます．手術は全身麻酔で行われるため入院が必要になります．入院期間は1週間程度です．

● 手術の適応について

　VLNT手術の適応について明確な基準があるわけではありませんが，本邦ではこれまでリンパ管の変性が進んだ症例や先行して行ったLVAにあまり効果が認められなかった症例などに対して行われてきました．一方欧米では，VLNTを最初に行う場合が多く，最近は，日本においてもVLNTを早期に行う症例が増えてきています．このように，機能的なリンパ管が残っていない状態（リンパ浮腫の進行例）では，新たなリンパネットワークをつくるためにVLNTが検討されます．

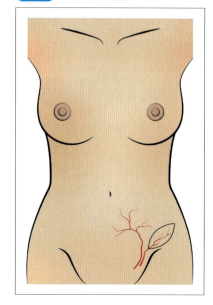

図42 リンパ節付き皮弁のデザイン

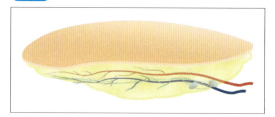

図43 皮弁を挙上したところ

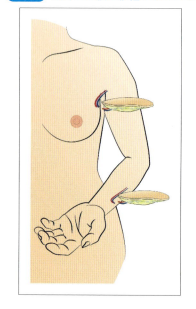

図44 皮弁を上肢に移植したところ

　作用機序については，①リンパ節の中で，流入したリンパ液の約40％が静脈に回収される，②移植した組織と周囲の組織の間に新たなリンパ管新生が起こる，③VLNTの移植後に移植組織の中でリンパ管と静脈の間に新たなルートが形成される，などが言われています．これらの機序が，複雑に影響し合いながら新たなリンパ運搬機能を獲得していきます．

● **手術の有効性について**

　リンパ節の移植が成功することで，新たなリンパ液の循環網が形成され浮腫が軽減されます．また，リンパ液の循環が改善されることで，蜂窩織炎の発症率が低下することも知られています．浮腫により固くなっていた皮膚が柔らかくなったり，患部のボリュームが減少します．手術の効果については，皮下組織の線維化の程度やリンパ浮腫の進行の程度に影響されるため，手術を行うことで必ず浮腫が改善するというわけではありません．

安全性と合併症について

　VLNT の移植にあたっては，リンパ節に血液を送っている血管を移植先の部位の血管と顕微鏡下に吻合する必要があり，稀に吻合した血管に血栓ができることがあります．再手術により血栓を早期に除去できた場合は血流が再開することがあります．血栓の発見が遅れたり，再手術後に再度血栓ができた場合には，移植組織が壊死することがあります．

　また，リンパ節を採取した部位に合併症を生じることがあります．頻度は高くありませんが，鼠径部からリンパ節を採取した場合には採取した側の下肢(脚)にリンパ浮腫を発症することがあります．これは，適切なリンパ節の採取が行われなかった場合に起こりうる医原性(医療行為が原因で生じる)リンパ浮腫です．外側胸部からリンパ節を採取する場合では，上肢(腕)のリンパ浮腫が続発することがあります．しかし，これらの医原性リンパ浮腫については，国内では各部位のリンパ節の解剖を熟知した術者が行っておりほとんど報告例はありません．他にも，オトガイ(あごの下)を採取部とする場合には，顔面神経の下顎縁枝の麻痺(下くちびるの運動麻痺)が起こることがあります．

患者さんのためのリンパ浮腫外科的治療ガイドブック

PQ13 脂肪吸引について教えてください

PQ 13-1 脂肪吸引の適応とは？

A 国際リンパ学会(ISL)の病期分類(p.5 表1 参照)Ⅱ期後期〜Ⅲ期の指で押すと凹みの残らない，皮下脂肪や線維化が主体となっているリンパ浮腫(非圧痕性浮腫)が脂肪吸引のよい適応と考えられています．

リンパ浮腫では，リンパ液の貯留(たまっていること)と皮下脂肪の肥大，蓄積が起こりえます．

リンパ浮腫による皮下脂肪の肥大，蓄積は，タンパク質が豊富なリンパ液の貯留や慢性炎症，脂質の取り込みが損なわれることなどが原因で，皮膚・皮下組織の線維化を引き起こすと考えられています．

圧迫療法，運動療法，リンパドレナージなどを組み合わせた複合的治療と，リンパ管静脈吻合術(LVA)，血管柄付きリンパ節移植術(VLNT)などの顕微鏡下でリンパの流れを再建する手術では，過剰なリンパ液を排出する効果は期待できますが，皮下脂肪を減らす効果はありません．

過剰な皮下脂肪を減少させるには減量手術が選択肢となり，その1つの方法が脂肪吸引となります．**脂肪吸引は，国際リンパ学会(ISL)の病期分類(p.5 表1 参照)のⅡ期後期〜Ⅲ期の指で押すと凹みの残らない，皮下脂肪や線維化が主体となっているリンパ浮腫(非圧痕性浮腫)がよい適応**と考えられています．しかし，指で押すと凹みが目立つようなリンパ液のたまりが主体となる浮腫(圧痕性浮腫)や脂肪の蓄積よりも線維化が主体の浮腫については脂肪吸引で十分な効果は得られません．

脂肪吸引はチュメセント液と言われる麻酔剤や止血剤を混ぜた薬剤を吸引部位に注入した後に，数mm程度の小さな皮膚切開から吸引管を挿入して目的とする脂肪を物理的に吸引除去するものです(図45)．脂肪吸引を行う範囲や吸引量などにより局所麻酔や全身麻酔が選択され，術後は血液や体液がたまらないようにドレーンと言われる管が挿入される場合があります．また，脂肪吸引後は厳重かつ長期的な圧迫療法を継続して行う必要がありますので，**術前に圧迫療法の指導を受けセルフケアでの圧迫療法が習得できており，術後も継続して行うことができることが脂肪吸引を受ける条件**になります．

過剰な皮下脂肪が存在することで，見た目や動かしにくさなどの日常生活に支障をきた

96 患者さんのためのリンパ浮腫外科的治療ガイドブック

図 45

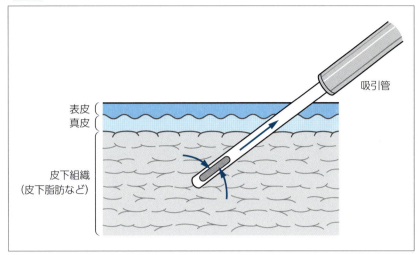

数 mm 程度の小さな皮膚切開から吸引管を挿入し，皮下脂肪を吸引します．

している場合，脂肪吸引により皮下脂肪を減らすことができるため QOL の改善が期待できます．ただし，高度に皮膚が伸びてしまっている場合，脂肪吸引のみでは余った皮膚が残ってしまうため皮膚と皮下脂肪を合わせて切除する方法が選択されることもあります．

PQ 13-2 脂肪吸引のメリット・デメリットについて教えてください

A メリットとして，過剰な脂肪を直接吸引することが可能でボリュームを減少する効果が高く，見た目や動かしにくさなどの症状の改善が期待できます．デメリットとして，出血，感染，皮膚壊死，ひきつれや皮膚の凹凸などの手術にともなう合併症が発生する可能性があります．

　脂肪吸引では，圧迫療法やリンパ管静脈吻合術（LVA）などのリンパの流れの再建手術では改善が難しい，過剰な皮下脂肪を直接吸引することが可能です．それにより，ボリュームを減少させる効果が高く，見た目や動かしにくさなどの症状の改善が期待できるメリットがあります．また，術後に蜂窩織炎の発症の頻度が減少したとする報告もあります．脂肪吸引で使用する吸引管は太さが数 mm 程度のものですので，手術の傷跡は小さく目立ちにくいです．

　脂肪吸引を行うことですでに悪くなったリンパ液の輸送能力を更に悪化させる可能性は低いですが，直接リンパ管機能の改善をもたらすものでもありませんので手術後の圧迫療法は継続して行う必要があります．術後に適切な圧迫療法を行うことができない場合，浮腫が再燃することがあります．

　デメリットとして，出血，感染，皮膚壊死，ひきつれや皮膚の凹凸などの手術にともなう合併症が発生する可能性があります．その中でも，頻度の高いものは出血や感染です．手術合併症の発症をゼロにすることはできませんが，適切な手術手技や周術期管理（術前後の管理）を行うことで合併症の発症率を低くすることは可能です．

　また，正常な脂肪と比較するとリンパ浮腫により肥大，蓄積した脂肪では脂肪層の線維化のため吸引手技の難易度が高まることや脂肪層の構造が変化していることで血管を損傷し出血量が増加するリスクが指摘されています．脂肪吸引は痩身目的など美容外科分野でも行われていますが，リンパシンチグラフィやインドシアニングリーン（ICG）蛍光リンパ管造影などでリンパ管機能の評価を行い，脂肪吸引の適応を評価した上で適切な医療機関で実施することが重要と考えられます．現状では保険適用がなく自費治療で行われます．手術を検討する際には，担当の医師とよく相談をしてください．

図46

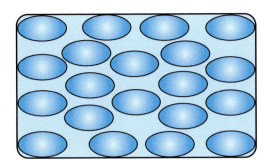

リンパ液の溜まりがメインのリンパ浮腫では，圧迫やリンパ管静脈吻合術などのリンパの流れの再建で，改善が期待できます

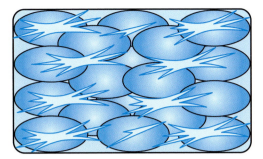

過剰な脂肪分や線維化が主体のリンパ浮腫では，脂肪吸引と術後の圧迫療法により，症状の改善が期待できます

患者さんのためのリンパ浮腫外科的治療ガイドブック

第5章

合併症の治療

患者さんのためのリンパ浮腫外科的治療ガイドブック

PQ14 リンパ浮腫の合併症について教えてください

PQ14-1 リンパ漏・リンパ小疱が皮膚に出た時，治療はどうしたらよいですか？

A リンパ液がたまることで症状が悪化するため，圧迫療法によりリンパ液を排出させます．
難治性の場合は，リンパ小疱やリンパ漏を認める部位の切除を行います．
リンパ管静脈吻合術(LVA)を行う場合があります．

● **リンパ小疱・リンパ漏とは**

　リンパ小疱は，リンパ浮腫に続発する拡張したリンパ管が隆起し皮膚表面に数mmの水疱(水ぶくれ)を形成したものであり(図47)，リンパ小疱が破れることで無色透明または薄黄色がかったリンパ液が漏れ出てリンパ漏となります．陰部と下腿(膝から下)にリンパ小疱がまとまって発症することが多いことも特徴の1つです．リンパ液が漏出する部位は，体内と体外が交通する部分になるため，細菌感染による蜂窩織炎を繰り返す原因になることがあり，早めに治療を行うことが望ましいです．

図47 リンパ小疱

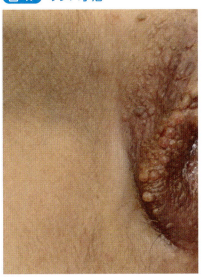

治療方法について

　まず，患部を清潔に保つことが重要になります．また，四肢（腕や脚）のように圧迫することが可能な部位に発症した場合は，十分な圧迫療法によりリンパ液を排出させることで，リンパ漏をコントロールすることができます．蜂窩織炎が合併した場合には，抗生物質の投与が必要になります．

　外科的治療としては，病変部（リンパ小疱がまとまった部位やリンパ液が漏れ出ている部位）を切除することで症状は改善しますが，長期的な経過の中では再発することがあります．再発を予防するためには，病変部周囲のリンパ液の流れにくさを改善させることが重要で，それを目的としてリンパ管静脈吻合術（LVA）を行うことがあります．また，陰部に生じたものは難治性の場合が多く，病変部を切除したのちにリンパ液の流れを持った組織を用いて再建を行うこともあります．

PQ 14-2 蜂窩織炎になったらどうしたらよいですか？

A 抗生物質の内服や点滴治療が必要になりますのでかかりつけ医に相談するようにしましょう．かかりつけ医がいない場合などは受診先でリンパ浮腫であることを伝えた上で診察を受けてください．

蜂窩織炎は，むくみのある脚や腕に**赤い斑点が出てきたり，全体が赤く腫れたりして，38℃を超える発熱をともなうことが多く**，急激に発症します．

蜂窩織炎を起こすことで，毛細血管から皮下組織間にタンパク質や水分が漏れ出しむくみが悪化します．また，**残っているリンパ機能が低下したり，リンパ管や皮下組織の線維化などが起こると考えられており，リンパ浮腫が悪化する要因ともなります．**

小さな傷，虫刺されや水虫（白癬）などが原因と言われますが，外的な誘因はなく疲労やストレスなどで免疫力が低下することが原因となることもあります．

炎症が起こっている時は，圧迫療法，ドレナージや運動療法は行ってはいけません．患部を冷却したり挙上して安静にすることが重要で，できるだけ早く医療機関を受診してく

図 48

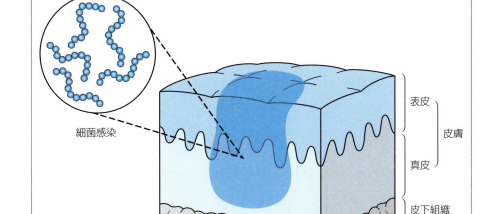

細菌感染などにより皮膚・皮下組織に炎症が広がります．

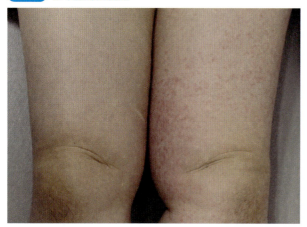

図49 左下肢蜂窩織炎

赤い斑点の出現

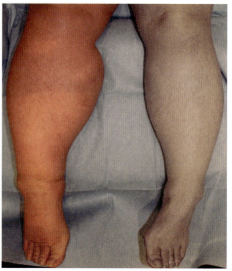

図50 右下肢蜂窩織炎

39℃台の発熱，右下肢の赤み・熱感・むくみの悪化を認めました．圧迫療法は中止し，炎症部の冷却と安静，抗生物質の投与にて改善しました．

ださい．何らかの理由でリンパ浮腫の治療をしている主治医の診察が受けられない場合は，まずは，がん治療を受けた主治医（乳腺科・婦人科）の受診を検討してください．それが難しい場合は，救急外来のある医療機関や，かかりつけの皮膚科，救急科などを受診しましょう．また，リンパ浮腫外来の主治医・担当医に，蜂窩織炎になった場合にどのように対応するか，事前に確認しておくことが望ましいです．

血液検査や原因菌を確認する培養検査を行い，内服や点滴での抗生剤治療が選択されることが多いです．女性の下肢リンパ浮腫に合併した蜂窩織炎では腟常在菌が原因菌として検出されることが多いと報告されていますが，原因となる菌を見つけられないこともあります．重症度によっては入院治療が必要になります．

　蜂窩織炎は繰り返し発症することもあり完全な予防は難しいですが，むくみのある脚や腕に傷ができないように注意してください（PQ2-2：p.20）．水虫も原因となり得ますので皮膚科などで水虫治療を行いましょう．また，免疫力の低下でも発症しやすくなるので，ストレスや疲労がたまらないようにすることも大切です．

リンパ管静脈吻合術（LVA）や脂肪吸引などのリンパ浮腫に対する外科的治療も蜂窩織炎の発症率を低下させたり，重症化を抑制するとの報告がありますので蜂窩織炎の予防として外科的治療を受けることも検討されます．

PQ 14-3 象皮症治療について教えてください

A
- 象皮症※根治術では，不可逆的に増大した余剰組織を切除する手術を行います．
- 象皮症根治術とリンパ循環の再建（リンパ管静脈吻合術（LVA），血管柄付きリンパ節移植術（VLNT））を組み合わせて手術する場合があります．

● 象皮症※とは

　象皮症は，皮膚が硬くそして厚くなり乳頭状の突起ができたり，皮下組織の線維化が起こり，皮膚の表面が象の皮膚に似たような状態になることとして知られています(図51)．国際リンパ学会（ISL）の病期分類(p.5 表1)では最も重症であるⅢ期に分類され，リンパ浮腫が進行した状態であると考えられています．四肢が不可逆的に増大するため，QOLが低下し，蜂窩織炎，リンパ小疱，リンパ漏，リンパ管肉腫などを合併することがあります．

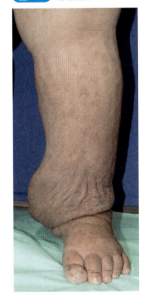

図51 象皮症

※今後，「象皮症」から別の用語への変更が検討されています．

象皮症の治療について

　象皮症の治療については，コンセンサスの得られた根治的な治療法はまだありません．これまで，不可逆的に変化した皮膚と皮下組織のボリュームの減量を目的とした手術が行われてきました．Charles 法は，筋膜上で皮膚・皮下組織を全周性に切除し，その後切除した組織の皮膚を再利用して筋膜上に植皮術を行う方法です．また，Massive Localized Lymphedema(MLL)のように，限局したリンパ浮腫に対しては，部分的な単純切除を行うこともあります．いずれの方法も体への負担が大きい上に再燃することも多く，効果は限定的です．

　最近は，脂肪吸引で行われる手法を用いて，余剰した皮下組織を減量することも行われています．この方法は，一定の効果は得られるものの，術後には後戻りすることを予防するために厳重な圧迫療法による管理が求められます．

　また，これまで述べてきた組織減量術に加え，リンパ液の循環を再建する方法であるリンパ管静脈吻合術(LVA)や血管柄付きリンパ節移植術(VLNT)を組み合わせて行うことも試みられています．このように組織量を減らす減量術とリンパ液の循環をつくるリンパ再建術を組み合わせた方法は，組織減量術を単独で行う場合に比べ後戻りを抑制する効果が期待されています．

　象皮症の治療においては，リンパ浮腫の治療を早い段階から開始し適切に行い，病状を進行させないことが重要であると考えられています．

PQ 14-4 骨盤内リンパ嚢胞の治療について教えてください

A リンパ嚢胞はリンパ液が集まってつくられる嚢胞と呼ばれる袋状の病変です．最も多いのは骨盤内の悪性腫瘍切除にともなうリンパ節郭清後に起こります．
術後早期のCTなどで見つかった無症状のリンパ嚢胞については，基本的には経過観察となります．治療法としては，穿刺吸引（リンパ嚢胞に針を刺して中の液を吸引すること）が行われることが多いです．また硬化療法や開窓術，リンパ管静脈吻合術（LVA）を行う場合があります．

骨盤内リンパ嚢胞とは

リンパ嚢胞はリンパ液が集まってつくられる嚢胞と呼ばれる袋状の病変です．

全身の様々な場所にできる可能性がありますが，最も多いのが骨盤内の悪性腫瘍の切除にともなうリンパ節郭清後に起こるものです．骨盤内の悪性腫瘍は子宮がん，卵巣がんといった婦人科のがんや前立腺がんなどの泌尿器のがん，大腸がんなどの消化器のがんなどがあります．その発生確率は部位やどの時点でリンパ嚢胞の有無を確認するか，がんの進行度，リンパ節郭清の仕方などで異なり，報告によって大きな差があります．

リンパ嚢胞は多くが無症状であり，本人の自覚がないことも多いです．一方で嚢胞が大きくなると下腹部の違和感や疼痛，下肢の浮腫，尿管（尿を腎臓から膀胱へと運ぶ管）の閉塞，下肢静脈内や骨盤静脈内の血栓の形成，腸管運動障害および感染を引き起こすことがあります．リンパ嚢胞は症状の有無に関わらず，自然に消失していくことが多いですが，1年以上残存し，難治性となることもあります．

検　査

主に術後のCTで見つかることが多いですが，MRIや超音波検査で評価することもあります．

また下肢の浮腫を合併する場合，多くはリンパ浮腫であるため，リンパ浮腫の検査に準じてリンパシンチグラフィやインドシアニングリーン（ICG）を使用した検査を行うことがあります．その他，上記のリンパ嚢胞に伴う合併症に応じて追加検査を行うことがあります．

図52 骨盤内リンパ嚢胞

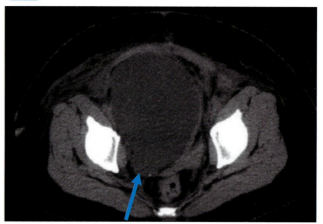

CTでは袋状の構造の中に液が貯留した状態として確認できます（矢印）．

治　療

　術後早期のCTなどで見つかった無症状のリンパ嚢胞は基本的に経過観察となります．しかし，症状が強い場合や，感染をともなう場合では治療が必要となることがあります．まずは穿刺吸引（リンパ嚢胞に針を刺して中の液を吸引すること）が行われることが多いです．リンパ嚢胞内に硬化剤を注入する硬化療法を行うことがあります．またリンパ嚢胞の開窓術（リンパ嚢胞の一部を開いて腹腔内にリンパ液を逃がす方法）を行うこともあります．

　リンパ嚢胞はリンパ液が集まって形成されていることから，難治性の場合にはリンパ管静脈吻合術（LVA）を行うことでリンパ液の流れ自体を止めたり，減らしたりする方法があります．これらの方法はリンパ嚢胞に合併する下肢の浮腫や，リンパ嚢胞が消失した後に出現することがあるリンパ浮腫に対しても有効とされています．

コラム

リンパ管静脈吻合術（LVA）を受けた私の感想

　私は乳がん術後2年半の2015年，蜂窩織炎をきっかけにリンパ浮腫が悪化し，肩から指の先までパンパンに腫れあがりました．その後，複合的治療によって，ある程度むくみを減らすことはできましたが，目に見えてむくんでいることがわかる状況でした．人からむくみのことを聞かれた時，今なら「腕の故障でちょっとむくんでて・・・」とやり過ごすことができますが，当時はリンパ浮腫や乳がんであることを説明しなくてはと思っていたため，人と会うことがつらくなったことも1度や2度ではありませんでした．

　ちょうどその頃に，形成外科の医師（後の主治医）に出会ったことで，リンパ浮腫には外科的治療があること，私には外科的治療のリンパ管静脈吻合術（LVA）が適応であることを知りました．当時は，外科的治療に関しては主治医からの説明以外で得られる情報はほとんどなく，知り合いのリンパ浮腫診療に関わる医療者に聞いても「外科的治療で効果が得られたという患者さんは一握り．ほとんどは効果が感じられないか，なかには悪化する人もいる」と聞き，手術を受けるかどうかとても迷いました．

　人目を気にしない日常に戻りたい，しびれや痛みなどの不快感を解消したい，仕事（パソコンを長時間使う）も続けたいという思いが強く，「効果があるかどうかはやってみなければわからないけど，出来ることがあるならトライしてみよう」と覚悟を決め，主治医を信じて手術を受けることにしました．結果として，私の場合，特に指と手の甲のむくみ解消と，しびれや痛みの緩和の効果がありました．結果は人それぞれですが，私の場合は迷いながらもやってよかったと感じました．

　これまで2度のLVAを経て，私とリンパ浮腫の主治医の今の目標は，スリーブを着けずに日常を過ごせるようになること．リンパ浮腫はよい状態の時も悪い状態の時もありますが，目標があることで，日々の状態の変化に一喜一憂せず，自宅でのケアに取り組めるようになりました．

　私が代表を務める，リンパ浮腫に特化した全国患者団体のリンネット（リンパ浮腫ネットワークジャパン）で，リンパ浮腫の患者さんの実態調査を行った結果によると，リンパ浮腫に罹患している・違和感があると答えた772人中，約77%の人が「これまでにリンパ浮腫の医療環境で困ったことがある」とし，約62%の人が「これまでに自分がリンパ浮腫難民だと感じたことがある」と回答されてい

ます．リンパ浮腫の医療環境には課題が山積しており，全国の多くの患者が困っていることが調査からも示されました．「情報」が不足していることや，「情報」にたどり着けないことも，大きな要因の１つだと言えます．

　患者にとって「知識は力」であり，情報がないなかで治療選択をすることは，まるで地図を持たずに行先を決めるような難しくつらい作業です．特に，外科的治療においては，いまだに患者がアクセスできる情報は数少なく，リンネットにもこれまでに，悩みを持たれているたくさんの患者さんの相談が寄せられてきました．この度，形成外科の医師を中心に，外科的治療に重きを置いた患者向けのガイドブックが作られたことは，患者に地図を与えてくださるに値する画期的な取り組みだと感じています．

　また，外科的治療は，特にここ数年で飛躍的に進化を遂げてきた領域でもあります．このガイドブックでは，最新の情報を含みつつ，外科的治療の領域を幅広く網羅する内容になっています．エビデンスのあるものはもちろん，ないものについてもその考え方について解説されています．広く知識を得るためのバイブル的なツールとして利用したり，判断のよりどころとすることはもちろん，自分が見たいところだけ読むのもあり，診察室で医療者と相談するために活用するのもよいと思います．きっと今後，このガイドブックはさまざまなシーンで患者に寄り添い，活躍してくれることと思います．

　このガイドブックが全国のリンパ浮腫で悩む患者さんの力になるとともに，治療選択のよりどころとなってくれることを心から願っています．

　ガイドブック作成の指揮をされた佐久間先生，執筆に情熱を持って取り組んでくださったリンパ浮腫ガイドブック作成委員会の先生方・作成協力者の皆様，日本形成外科学会，全日本病院出版会に深く感謝申し上げます．

（リンパ浮腫ネットワークジャパン（リンネット）　代表　岩澤玉青）

コラム

弾性着衣を使用していて感じたこと

　弾性着衣による治療を継続するなかで感じたこと，体験談，日常生活の工夫を患者さんたちにお伺いしました．ご参考になれば幸いです．

Aさん（50歳代，女性，上肢弾性スリーブ使用）

　最初は，弾性着衣にいろいろな種類があることを知らず，医師から指定された物を購入しました．病院で1～2時間試しても，何日か試してみないとやっぱりわからないことが多いです．

　ひとりひとり症状は違いますし，日によって調子も変わるので，他の人が使っているものが合うとも限りません．弾性着衣選びは難しいと実感していますが，試着することはとても大切だと感じています．

Bさん（60歳代，女性，下肢弾性ストッキング使用）

　リンパ浮腫になって10年が経過してようやく理解できたことが，弾性着衣には多くの種類があること！スリーブ（ストッキング）の同じサイズ，同じ圧迫圧であったとしても，商品の種類によって，形状も周径も素材も糸の太さも製法も異なることを知りました．できるだけ色々な製品を試着してみることをお勧めします．自分に合うものが見つかると，気持ちもいいし，改善も実感できます．

Cさん（50歳代，女性，上肢弾性スリーブ使用）

　その日のむくみはその日のうちにケアしています．例えば，今日は，腕を使いすぎて少しむくんでいるなぁと思ったら，弾性包帯で圧迫圧を調整したり，夜は早めに休むなど，セルフケアを心がけています．そのためには，セルフケアの知識を身につけておくことが，とても大切だと思っています．

Dさん（40歳代，女性，上肢弾性スリーブ使用）

　季節によって夏用・冬用，そして日中用と夜間用を使い分けるとストレスが軽くなります．

　きつめのもの，緩めのもの，素材が薄めのものなど，その日の状態や，運動・家事などの予定によって，使い分けています．

Eさん（50歳代，女性，下肢弾性ストッキング使用）

　夏の対策として，着脱は汗をかくので必ず冷房の効いた部屋で行っています．ひんやり感じられるミストやスプレーもお勧めです．

また，汗をかくとスリーブやストッキングを引き上げにくくなるので，余分な汗や油分を吸着してくれるパウダーは夏の必需品です．朝，着用する前に，パウダーをはたいておくと滑りもよくなって正しい位置にフィットさせることができ，快適です．

Fさん（50歳代，女性，下肢弾性ストッキング使用）
　気を付けていることは体重管理です．
　体重を維持するために私が気を付けているポイントは以下の通りです．

- 毎朝，同じ時間に体重計にのる
- カレンダーに必ず記録する
- 3食バランスよく食べる
- 筋肉を落とさないように運動をする
- お菓子などを食べたいと思ったときは，本当にお腹が空いているかを自分に確認する
- ストレスを溜めないように気を付ける

（一般社団法人　キャンサーフィットネス　代表　広瀬真奈美）

> **コラム**

生活の中で行っている "私の工夫や対処法"

　リンパ浮腫の患者さん達にご意見を伺ってまとめました．ご参考になれば幸いです．

　下肢にリンパ浮腫がある方に，仕事中の姿勢に関する工夫をお伺いしたことがあります．その方は，仕事で長時間座り続ける際には，腰を立てて，背筋を伸ばした姿勢の方が，足が重くなりにくいと感じていらっしゃるそうです．そして，定期的に，腰を前にずらして股関節を伸ばしたり，立ち上がって足踏みや屈伸をしたり，弾性着衣の食い込みを直したりされているそうです．立ち方，歩き方における姿勢が大切だという意見も伺いました．私もそのように感じています．悪い姿勢が続くと，重たい上半身を下半身で支えることになります．リンパ浮腫のある下肢に大きな負担がかかりますので，リンパ浮腫への負担を軽減するためには，背筋や骨盤を伸ばし正しい姿勢を意識することが大切です．

　そして，リンパ浮腫の運動のコツは，物足りないと感じるところでやめること，自分が気持ちいいと思う運動をすること，毎日継続することだと思います．運動が苦手な方は，月ごとに，実現できそうな目標を立てて，達成したらカレンダーに記録するとヤル気が出るので，おすすめです．

　　　　　　　　　　　（一般社団法人 キャンサーフィットネス 代表　広瀬真奈美）

患者さんのためのリンパ浮腫外科的治療ガイドブック

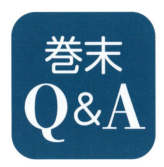

巻末Q&A　患者さんのためのリンパ浮腫外科的治療ガイドブック

● 第1章　リンパ浮腫とは

1. リンパ浮腫の症状が出やすい季節や天気はありますか？

夏は気温が高く心拍数が上がるため，リンパ液の流量が増えて，リンパ浮腫が悪化しやすいと言われています．気圧による影響でむくみが悪化することがあります．

2. お風呂上りにマッサージを行うと，リンパ浮腫の予防になりますか？

リンパドレナージのリンパ浮腫に対する予防効果は明らかになっているわけではありませんので，予防的にリンパドレナージを行う必要はありません．

3. セルフケアとしてのリンパドレナージや，筋肉をほぐしたい時などに，発症前と同じように強くマッサージをしてもよいのでしょうか？

リンパ浮腫のリスクがある場合には，明らかな浮腫がなくてもリンパ管の変性が進行している場合がありますので，過剰に強いマッサージなどは避けた方がよいでしょう．

4. サウナで汗をかいたり，利尿剤を服用したりすることによって，浮腫を軽減することはできますか？

発汗や利尿剤の服用により一時的な浮腫の軽減効果は得られるかもしれませんが，脱水が進行したり，血圧が低下したりするリスクがありますのでお勧めできません．

5. がん治療医にリンパ浮腫の予兆を伝えたところ，経過観察を勧められました．このまま経過を見ていてもよいでしょうか？

軽度のリンパ管変性が起こっているリンパ浮腫の初期において，1日の中でも変動があったり，柔らかくても脂肪増生をともなっている場合などは浮腫の進行に気付きにくいことがありますので，少しでも変化に気付いた場合は一度専門医療機関を受診することをお勧めします．

6. リンパ浮腫外来はどこにありますか？

リンパ浮腫専門クリニックのほか，大学病院や総合病院でも形成外科や血管外科，乳腺外科でリンパ浮腫専門外来を設置しています．詳細については，ホームページ上で「リンパ浮腫外来」を検索するか，国立研究開発法人 国立がん研究センターが運営している下記ホームページを参照の上，各医療機関のがん相談支援センターにリンパ浮腫外来の有無について直接問い合わせてください．

国立研究開発法人 国立がん研究センター：がん情報サービス（ganjoho.jp）

国立研究開発法人 国立がん研究センター：がん情報サービス 病院一覧（全国）（ganjoho.jp）

7. **検査や外科的治療を受けるためには，がん治療医からの紹介状が必要ですか？**

基本的に紹介状（情報提供書）がなくても受診することは可能ですが，紹介状がない状態で大学病院や総合病院などを受診される際には，通常の初診料に加えて特定療養費として特別の料金（7,000円以上）が徴収されます．また，紹介状があると，手術内容や治療経過の詳細を把握したり，医療機関同士のスムーズな連携につながります．

〔厚生労働省：紹介状を持たずに特定の病院を受診する場合等の「特別の料金」の見直しについて（mhlw.go.jp）〕

8. **リンパ浮腫専門の医療機関受診のために紹介状を書いてもらいたい旨を，がん治療医にどのように依頼すればよいでしょうか．**

たとえば，「リンパ浮腫のことが心配で，一度専門の医療機関に診ていただきたいので，紹介状を書いていただけますか」と依頼してください．

9. **がん治療医が紹介状を書いてくれません．どのようにすればよいでしょうか．**

紹介状がなくても受診することは可能です（質問7参照）し，専門クリニックであれば紹介状は不要です．がん治療医でなくても，かかりつけ医に紹介状の作成を依頼することも可能です．

巻末Q&A **119**

10. 外科的治療を受けるためには，どのような医療施設や診療科を受診したらよいでしょうか？　また，受診や手術について悩んだ時に，どのように情報を収集すればよいでしょうか？

主にマイクロサージャリーを専門として研鑽を積んだ形成外科医が専門クリニックまたは大学病院や総合病院において外科的治療を行っています．インターネットで「リンパ浮腫手術」「リンパ管静脈吻合術」などと検索するか，患者会などに相談して情報収集してみてもよいかもしれません．

11. リンパ浮腫の複合的治療を行う医療者から，リンパ浮腫専門の医療機関を紹介してもらうことは可能ですか？

可能です．その際に複合的治療の経過などについて記載された紹介状（診療情報提供書）を作成していただくと，途切れのないスムーズな連携につながります．

12. がん治療医とリンパ浮腫治療担当医の見解が違う場合に，治療している病院内にリンパ浮腫のことを相談できるところはありませんか？

総合病院には患者総合相談室，患者総合支援センター，患者総合サポートセンター，がん相談支援センターなど，患者さんとそのご家族が安心して治療を受け，より快適な生活を送れるように支援する役割をもつ部署がありますので，専門クリニックへの紹介を含めた相談が可能です．

13. がん治療医やリンパ浮腫外来の看護師はリンパ管静脈吻合術（LVA）について消極的です．他方，インターネットなどでは，元気なリンパ管があるうちに早期に外科的治療を行うことを勧める，という意見を目にします．がん治療においては主治医に全幅の信頼を寄せているだけに，がん治療医の意見を押し切って LVA のために他の医療機関を受診するきっかけがつかめません．どのようにしたらよいでしょうか？

がん治療医がLVAの治療効果に疑問を抱いているのか，がんの病態が不安定なことが理由で勧めていないのかで異なります．後者の場合はがん治療医とリンパ浮腫治療医の連携は欠かせませんが，前者の場合はリンパ管機能の評価を行っている専門外来への受診をお勧めします．

14. 術後数年経つと，定期検査は半年から1年間隔になると思います．その間に浮腫の予兆を感じた場合，すぐに主治医に連絡をとって受診した方がよいのですか？　それとも数日様子を見て悪化したら受診すればよいのでしょうか？

特に痛みや発熱などの蜂窩織炎を疑わせる症状がないようでしたら，即日受診する必要はありませんが，早めに主治医への相談をお勧めします．ただ，特に下肢の場合，浮腫が急速に進行した場合は深部静脈血栓症（DVT）などの可能性がありますので，主治医に相談するか，お近くの血管外科外来のある病院かクリニックを受診してください．

● 第2章　リンパ浮腫の診断

15. リンパ浮腫の診断における画像検査の目的を教えてください.

画像検査では皮膚や皮下組織にリンパ液がどれくらいたまっているかということだけではなく, リンパ液の流れにくさの程度がわかります. (PQ4-2：p.32〜参照)

16. リンパ浮腫は早期発見の方がコントロールしやすいと聞きました. 違和感があるという段階でも, 画像検査をしてもらえるのでしょうか？

画像検査は可能ですが, 違和感がある段階では超音波やCTなど浮腫の性状を確認する画像検査では異常が見つからない可能性があります. インドシアニングリーン(ICG)蛍光リンパ管造影は早期のリンパ浮腫の診断に有用ですが, 現時点では保険適用はなく自費での検査となります.

17. 患部の外観とリンパ浮腫の重症度が一致しないことがあると聞きました. どのようなことですか. また, どれくらいの頻度で画像検査を受ければよいですか？

浮腫の程度とリンパ管機能は必ずしも一致しない場合がありますので, 症状がある場合は一度画像検査を含めた診察を受けることをお勧めします. 検査の頻度については病態にもよりますので, 専門医と相談してください.

18. リンパ浮腫と深部静脈血栓症(DVT)の違いは何ですか？

深部静脈血栓症(DVT)の典型的な症状は, 急に現れる下肢の浮腫で, 通常片側だけに見られ, 圧痛(押した時の痛み)や皮膚の色調の変化(暗赤色)や側副路の発達に伴う毛細血管の拡張などの症状があります. 3cmを超える腓腹部(ふくらはぎ)の周径左右差で圧痕性浮腫(指で押して離した後も凹みが残るむくみ)を認める場合もDVTが疑われます. DVTのスクリーニング(ふるいわけ)として血液検査(Dダイマー)と超音波検査が簡便で有用です.

19. 皮膚潰瘍やリンパ漏が疑われる場合, 自分でチェックするポイントを教えてください.

下着, 靴下, 弾性着衣などの一部が湿っていないかを確認することで早期発見につながる場合があります. リンパ漏を疑う場合には白いガーゼを当てて薄黄色に汚れるか否かで確認することができます. また, 陰部リンパ小疱や皮膚潰瘍(皮膚の一部が欠損した状態)をともなう場合は, 擦れて痛みを生じたり, 出血したりすることがあります. (PQ14-1：p.103〜参照)

20. 象皮症※の予兆はどのような状態ですか？

皮膚が厚くなると同時に乾燥してもろくなり，亀裂（皮膚が裂ける）が生じやすくなります．（PQ14-3：p.107〜参照）

21. インドシアニングリーン（ICG）蛍光リンパ管造影検査は保険適用ですか？

2024年4月現在の保険診療では，ICG蛍光リンパ管造影は，術直前の計画と術中に使用する場合において以外はリンパ浮腫評価方法として使用することが認められていません．（PQ6-2-1：p.39〜参照）

22. インドシアニングリーン（ICG）蛍光リンパ管造影検査は，術前の検査以外では行う意味はありませんか？

浮腫を認める患者さんにリンパ液の流れにくさの程度を評価する目的で行う点において意義がありますが，現時点では保険適用外となっており，施行するか否かを含めて専門医の判断に委ねられます．

23. 現在，開発や研究が行われている新しい診断手法はありますか？

リンパ浮腫のよりよい治療のために日々多くの研究・開発が行われています．例として，本邦でも光超音波技術を用いたリンパ浮腫の診断手法の開発など，新しい試みが研究されています．

24. もっと画像検査が受けやすくなればよいと思います．何が課題でしょうか？

リンパ管の機能を診断する画像検査は2つあります．
リンパシンチグラフィは保険適用になっていますが，撮影装置のある施設が限られていることと，撮影に60〜120分かかるという2つの課題があります．
インドシアニングリーン（ICG）蛍光リンパ管造影はリンパシンチグラフィに比べて撮影が容易です．しかし，術直前の計画と術中に使用する場合以外は保険適用外で，自費での検査が必要です．日本では混合診療が原則禁止されているため，ICG蛍光リンパ管造影を自費で行った場合，本来は保険が効く診療も全額自己負担になるという問題があります．2024年4月現在，ICG蛍光リンパ管造影の保険適用を目指した取り組みが進められています．

※今後，「象皮症」から別の用語への変更が検討されています．

● 第3章　リンパ浮腫に対する複合的治療

25. 医療機関以外で弾性着衣を買うことはできますか？　また，試着をすることはできますか？

通常は，医療機関を通じて各メーカーの弾性着衣を購入することが可能です．また，リンパ浮腫に関する専門的知識を有する医療者のいる施設，リンパ浮腫治療用の弾性着衣を取り扱う PC サイト，病院内の売店，弾性着衣メーカーなどでも購入が可能です．弾性着衣の製造，販売元や医療機関によっては，医療者の指示のもと，一定期間の試着が可能なところがあります．治療を目的とする弾性着衣ですので，初めて購入する時はリンパ浮腫の専門的知識を有する医療者と相談した上で行ってください．

26. 弾性着衣等 装着指示書がないと，弾性着衣を購入することはできないのでしょうか？

弾性着衣の購入にあたっては，弾性着衣等 装着指示書をもとに購入した場合は購入した際の領収書または費用の金額を証する書類で療養費の支給申請が可能です．弾性着衣のメーカーや製品によっては，弾性着衣等 装着指示書がないと購入することができない場合があります．自費で購入する際はあらかじめ購入する製品のメーカーに確認が必要です．

27. 薬局などで販売している製品を自分で選んで装着してもよいのですか？

一般的にリンパ浮腫の治療で使用するような着圧の高い製品は薬局などでは販売していないことが多いですが，弱圧であっても自分のサイズや浮腫の状態に合った弾性着衣を正しく選択しないと効果が得られない場合がありますので注意が必要です．

28. 同じ圧の場合は，薄手の生地でも厚手の生地でも効果は同じですか？

弾性着衣は丸編み弾性着衣と平編み弾性着衣の2種類があります．平編み弾性着衣は，丸編みに比べて生地が厚く，伸び硬度は大きく，中等度の圧～強い圧での圧迫が必要な方に用いられることが多いです．患者さんの症状や治療経過，生活様式に個人差がありますので，どちらの生地に効果があるかは一概には言えません．リンパ浮腫の専門的知識を有する医療者と相談し，患者さん自身の治療状況や生活に適した弾性着衣を選ぶことが大切です．弾性着衣に関する詳細な解説は，以下の書籍が参考になります．
(参考：新 弾性ストッキング・コンダクター 第2版増補版 静脈疾患・リンパ浮腫における圧迫療法の基礎と臨床応用，岩井武尚 監，孟　真，佐久田　斉 編，へるす出版，2020.)

29. 病院で指定された弾性着衣を装着すると痛いです．このまま装着し続けてもよいのでしょうか？

弾性着衣の装着による痛みは，食い込み，圧迫圧，合わないサイズ，圧迫される部位や皮膚の状態などによって生じていることが考えられます．痛みがある場合は一旦装着を中止してください．そして，何によって痛みが生じているかをリンパ浮腫の治療にあたっている医師やリンパ浮腫の専門的知識を有する医療者に早めに相談した上で装着の継続の可否を判断してください．

30. リンパ浮腫は一般的に痛みがないと聞きますが，痛みを感じることがあります．浮腫に痛みがある場合にも弾性着衣による圧迫を続けた方がよいのでしょうか？

浮腫を発症して間もない時期や浮腫の急激な悪化時には，蜂窩織炎と同様に患肢全体の発赤や軽度の痛み・熱感などが見られるものの，全身には発熱はなく，血液検査でも白血球やCRP値の上昇が見られない場合があります．この状態は急性皮膚炎とも呼ばれ，貯留したリンパ液に含まれるリンパ球などの免疫細胞の関与が指摘されています．十分な圧迫を行うことで改善する場合もありますが，痛みが続いたり，悪化したりする場合は早めに専門医の受診をお勧めします．

31. 糖尿病があります．弾性着衣を装着する際に注意することはありますか？

糖尿病では感覚障害が強い方がいますので，強い食い込みにより知らないうちに傷ができてしまうリスクがあります．また，動脈硬化が進行している場合は指先やつま先の血の巡りに影響を及ぼす可能性もあります．リンパ浮腫の患者さんにおいて患肢に傷を作ることは極力避けなければなりませんので，これらの症状が見られる場合は弾性着衣の選択と装着について，特に注意していただく必要があります．

32. 酷暑の季節の対処法を教えてください．真夏の暑い時期でも，毎日弾性着衣を装着しなくてはいけませんか？

高温多湿によりムレやあせもが生じやすい時期です．特に肘窩や膝窩(肘や膝の反対側にある浅いくぼみ)などは症状が出やすいため，柔らかいガーゼを当てた上で弾性着衣を装着するなどの工夫を行うとよいでしょう．浮腫の状態に応じて，綿包帯の使用を控える，弾性着衣の装着時間を短縮する，隔日で装着する，などの対応が可能です．
暑い時期に弾性着衣を装着することは本当に大変です．衣服の上から使用できる冷却スプレーなどを用いることも1つの方法ですが，自分の皮膚の状態に応じて適切に使用することが必要です．

124　患者さんのためのリンパ浮腫外科的治療ガイドブック

33. 近くにリンパ浮腫外来がある医療機関がありません．その場合は，リンパケアのサロンに行ってもよいですか？

美容や痩身を目的としたサロンではリンパ浮腫の治療は行えません．リンパ浮腫の専門的知識を有する医療者がいる施設であることを確認し，受診してください．

34. 下着はどのようなものがお勧めですか？

締めつけない，食い込まない下着をお勧めします．詳細は，下記の書籍の記載が参考になります．

- 患者さんのための乳がん診療ガイドライン 2023 年版，日本乳癌学会編，p.99～102，金原出版，2023.
- Q&A で学ぶリンパ浮腫の診療，日本がんサポーティブケア学会編，p.53，医歯薬出版，2019.

35. 新幹線・飛行機，車に 2 時間程度乗っていると，リンパ浮腫に罹患している脚や腕が腫れてきてしまいます．どのようなケアをしたらよいでしょうか？

乗り物によって姿勢の制約があると思われますが，長時間同じ姿勢を続けず，リンパ液の循環が悪くならないよう，休憩をとって，ストレッチのように体幹や四肢を動かしましょう．

36. リンパ節転移でリンパ管が閉塞し，浮腫が生じた場合はどうしたらよいのでしょうか？

悪性腫瘍が直接リンパ節やリンパ管に狭窄や閉塞をもたらして生じるリンパ浮腫は悪性リンパ浮腫と呼ばれています．原因となっている病状のコントロールが不十分な場合は浮腫が徐々に進行することから，対処法としては，圧迫療法を単独で行うことが多いです．リンパドレナージも症状の緩和に有効ですが，リンパ管内に悪性細胞が残存している場合，ドレナージが転移の誘因となる可能性を完全に除外できないため，無理に行わない方がよいと考えます．

37. リンパ節が腫れている時はどうしたらよいのでしょうか？　リンパ節が腫れている時は弾性着衣などによる圧迫は行わない方がよいでしょうか？

リンパ節腫脹の原因としては，リンパ液のうっ滞にともなう腫れ，蜂窩織炎による腫れ，悪性腫瘍のリンパ節転移による腫れ，などが考えられます．自己判断をせずに主治医に相談することをお勧めします．

巻末 Q&A　125

38. リンパ浮腫の患者ですが，終末期のむくみはどのようにケアをしたらよいのでしょうか？家族に伝えておきたいです．

終末期の場合，質問 36 で述べたような悪性腫瘍のリンパ管閉塞による局所性浮腫と循環不全や低タンパク血症など，全身状態悪化にともなう全身性浮腫がしばしば合併しています．終末期医療の一環として，浮腫に対する疼痛や不快感を緩和し，少しでも不安な気持ちを楽にさせる意味において，身体への負担を考慮しつつ患肢を軽めに圧迫すること，ドレナージやスキンケアを併用することも有用です．家族が実施できるドレナージやバンデージの方法について，リンパ浮腫の専門的知識，技術を有する医療者と相談することも可能です．

● 第4章 リンパ浮腫に対する外科的治療

39. 圧迫療法やドレナージで今は浮腫がおさまっていますが，今後どの程度の浮腫になったら外科的治療を検討すべきでしょうか？

リンパ管の変性が進行していても，圧迫療法を行っていることで浮腫がある程度コントロールされ，リンパ管の変性の進行に気付くのが遅れることがあるため，少しでも違和感がある場合は，外科的治療を行う判断材料となるリンパ液の流れにくさを調べる検査を受けることをお勧めします．

40. 美容外科クリニックでリンパ管静脈吻合術(LVA)や脂肪吸引を受けてもよいでしょうか？

美容外科クリニックかどうかではなく，信頼できる医師のいる医療機関を選ぶことが重要です．
リンパ管静脈吻合術(LVA)については手術用顕微鏡下での繊細な手術手技が必要となります．また，リンパ浮腫に対する脂肪吸引を行う際は，脂肪層の線維化など，正常脂肪組織との違いを考慮した手術を行う必要があります．
どちらの手術についても，術者の適切な技術と周術期管理(術前後の管理)が重要ですので，十分な経験や技術をもつ医師のいる医療機関を選ぶようにしましょう．(PQ3：p.26〜参照)

41. リンパ管静脈吻合術(LVA)の効果は，続発性リンパ浮腫と原発性リンパ浮腫で違いがありますか？

続発性リンパ浮腫の場合には，リンパ管が途中で切れて流れなくなっている状況なので，その効果についてはある程度予測がつきます．しかし原発性リンパ浮腫の場合，浮腫の原因が様々であり効果についても様々です．(PQ1-3：p.12〜，PQ1-4：p.16〜，PQ10-2：p.75〜参照)

126 患者さんのためのリンパ浮腫外科的治療ガイドブック

42. 1回のリンパ管静脈吻合術(LVA)手術で，リンパ浮腫はどれくらい改善しますか？ 術前の検査などで手術の効果を予測することはできないのでしょうか？

1回のリンパ管静脈吻合術(LVA)でどの程度改善するかどうかは，吻合するリンパ管の状態や吻合数，吻合部の状況，吻合に用いる静脈の還流能(血液を心臓に戻す能力)など，複数の因子が関与するため一概には言えません．ただ，術前のリンパシンチグラフィやインドシアニングリーン(ICG)蛍光リンパ管造影などのリンパ管機能検査による所見や手術を行う医師の経験からある程度の治療効果を予想することは可能です．(PQ10-2：p.75〜参照)

43. 両側にリンパ浮腫を発症している場合，両側にリンパ管静脈吻合術(LVA)の手術を行うことができるのでしょうか？

両側同時に手術を施行することは可能ですが，実際には手術時間や麻酔や手術による患者さんの負担を考慮しながら決めていきます．

44. 腹部や陰部のリンパ浮腫に対して，リンパ管静脈吻合術(LVA)を行うことはできますか？

下腹部や陰部においてもリンパ管静脈吻合術(LVA)を行うことは可能ですが，実施するか否かは施設や手術を行う医師によって異なりますので確認してください．

45. リンパ管静脈吻合術(LVA)の術後は，どれくらいの頻度での通院が必要でしょうか？

術後早期では患者さんの創部の状態や手術による効果を確認するために，一般的には1週間から1か月の間隔で，浮腫が安定している場合は徐々に間隔を広げて3〜6か月に1回の間隔で通院を継続し，浮腫の状態や弾性着衣の装着状況などを確認します．

46. リンパ管静脈吻合術(LVA)で吻合されたバイパスの形成・定着までにはだいたいどのくらいの時間がかかりますか？

創部自体は1週間で抜糸が可能な程度まで改善します．吻合部に関しても作成したバイパスの形成・定着までには同等以上の期間が必要となります．

47. リンパ管静脈吻合術(LVA)の術後の吻合部開存率(すべての吻合部の中で術後に閉塞せずにリンパ管から静脈への流れが保たれている割合)が低い理由は何でしょうか？

そもそも生理的な吻合ではない点，吻合部が1mm以下と細く，流れるリンパ液の量も少ない点，リンパ浮腫を発症している時点でリンパ管の変性がすでに進行している点，などが原因として考えられます．

巻末 Q&A　　**127**

48. リンパ管静脈吻合術(LVA)の効果がある患者とそうでない患者，どこが分かれ目でしょう？

一概には言えませんが，吻合したリンパ管や静脈の状態，周術期(術前後)の複合的治療がしっかり継続して行えているか否かなどが重要なポイントと考えられます．

49. リンパ管静脈吻合術(LVA)の手術は何回必要ですか？　また，何回までできる手術なのでしょうか？

手術の回数については，患者さんの浮腫の状態や医師の治療による考え方によって様々です．浮腫の状態が高度の場合，1回の治療でできる限り多く吻合をする場合と，まず最低限の吻合数で治療効果を判定したのち，更に改善させる目的で追加治療を行う場合などがあります．また，一度手術により改善したものの，再度浮腫が悪化したため再手術を行う場合もあります．吻合可能なリンパ管と周囲の静脈が存在する限り何度でも手術を行うこと自体は可能ですが，実際には推定される治療効果と患者さんの希望などを考慮しながら決めていくことになります．

50. リンパ浮腫になる可能性がある0期に手術を行い，リンパ浮腫を予防することはできないのでしょうか？

リンパ節郭清をともなう乳がんなどの手術を受けた際に，リンパ浮腫の発症を予防する目的でリンパ管静脈吻合術(LVA)を施行しリンパ浮腫の発症が減少したという海外の報告はあり，理論的にもリンパ節郭清によって行き場を失ったリンパ液が流れているリンパ管を正常な静脈に吻合することにより，リンパ液のうっ滞が解消され，リンパ浮腫の発症を予防することは可能とされています．ただ，吻合した部位が長期的に開存している(流れている)か否かの検証が難しく，長期的な治療効果についてはわかっていません．また，日本の医療保険制度では，予防的な外科的治療は保険適用外となるのに加えて，リンパ節郭清部周囲にがん細胞が残っていた場合，吻合した静脈内に流入して全身に拡げてしまうリスクも考えられています．

51. 両側のリンパ節郭清を行ったものの現在は片側にしかリンパ浮腫を発症してはいません．発症していない側にもリンパ管静脈吻合術(LVA)の手術を行うことはできますか？

リンパシンチグラフィなどでは両側を同時に調べますので，片側に浮腫があれば検査し，その結果で自覚症状がないものの，リンパ液の流れに異常が認められる場合は手術を受けることは可能です．

52. 乳がんステージ4でリンパ浮腫を発症しました．複合的治療やリンパ管静脈吻合術(LVA)の手術を受けることは可能でしょうか？

乳がんステージ4の場合でも，複合的治療やリンパ管静脈吻合術(LVA)を行うことはできますが，病気の状態などと合わせてがん治療医とよく相談してください．

53. 人工透析を受けています．リンパ管静脈吻合術(LVA)の手術を受けることは可能ですか？

人工透析を受けていてもリンパ管静脈吻合術(LVA)の手術を行うことはできます．ただし，人工透析用の内シャントが造られている上肢にリンパ浮腫が認められている場合には，静脈の圧力が高くなっており，リンパ管と静脈をつないだ部位では静脈の血液がリンパ管側に逆流しやすい状態になっているため，LVA の効果は期待できません．

54. 手術を受けられないケースはありますか？

がんの状況や，他にかかっている病気により，手術ができない場合はあります．がん治療医やリンパ浮腫治療医などによく相談してください．

55. リンパ管静脈吻合術(LVA)の手術に年齢的なタイムリミットはありますか？

リンパ管の状態によってリンパ管静脈吻合術(LVA)が施行できないことはありますが，年齢的な制約は特にありません．

56. リンパ管静脈吻合術(LVA)を推奨する医師と推奨しない医師がいるので，患者として少し混乱します．なぜ意見が分かれているのでしょうか？

リンパ管静脈吻合術(LVA)の効果についてまだ広く理解されていないことや，LVA の効果がリンパ浮腫の進行度によって左右され，中には効果が十分に得られない場合もあることなどから，担当医師の経験や考え方によって，推奨する，推奨しないかを判断されているものと思われます．

57. リンパ浮腫の患者さんは多いのに外科的治療のエビデンスが低いのはなぜですか？

治療を受けた患者さんの数が多くても，エビデンスが高くなるわけではありません．ある一定の期間を定め，同じ条件をそろえて，その治療を受けた場合と受けていない場合で効果の比較をした結果，その差が明らかな場合「エビデンスが高い」と評価します．リンパ管静脈吻合術(LVA)をはじめ外科的治療のエビデンスが低い理由として，患者さんのリンパ浮腫の進行度や，患者さんの BMI，複合的治療の有無など，浮腫に影響する因子が多く，治療の効果を純粋に評価できないことと，治療の効果を評価する方法が周径の計測などしかないことが原因と考えられます．

エビデンスの高い調査方法の例としては，外科的治療する人と治療しない人を，くじ引きで決めて，比較する方法がありますが，仮に条件をそろえられたとしても，この方法では，患者さんの治療の希望に沿うことはできず，その調査自体がトラブルとなる可能性があり，結果的にエビデンスの高い調査が難しいことになります．

巻末 Q&A　**129**

58. 外科的治療後の運動について制限や注意点があれば教えてください.

術前に行っていたスポーツを術後にも続けて行うことは可能です．スポーツの開始時期や程度は，外科的治療の方法や傷の状態によって異なりますので，手術を担当した主治医に確認が必要です．

59. 私は中等度のリンパ浮腫患者です．リンパ管静脈吻合術(LVA)の手術をしていただいた形成外科の主治医から「強度の圧迫は浮腫の改善にはよいかもしれないが，術後の吻合部周囲のリンパ管には本当によいかはわからない」と言われてしまいました．見解を教えてください．

リンパ浮腫に対する圧迫療法で用いる弾性着衣は段階的な圧勾配をもつように設計されており，術後も適切に使用する限りにおいては，主に皮下組織内を走行する表在リンパ管の流れを止めてしまうことはありません．ただ，不適切な装着などにより，局所的に圧迫力が強くなると，リンパ管末端からのリンパ液の吸収力が落ちたり，リンパ管自体を損傷する可能性があるため，注意が必要です．(PQ7：p.53〜参照)

60. 脂肪吸引の手術を行う場合，入院は必要ですか？

日帰り手術で行われることもありますが，脂肪吸引が広範囲であったり，手術による患者さんの負担が大きい場合などでは入院が必要なこともあります．患者さんにより異なりますので手術を受ける施設にご確認ください．

61. 脂肪吸引と他の外科的治療を同じ日に行うことはできますか？

脂肪吸引は保険適用外です．そのため，リンパ管静脈吻合術(LVA)などの他の外科的治療を保険適用で受ける場合は，原則的に脂肪吸引を同じ日に受けることはできません．

62. リンパ浮腫の発症前です．今から脂肪吸引を受けておいた方が，リンパ浮腫になりにくくなるのでしょうか？

脂肪吸引を行うことで，リンパ浮腫になりにくくなるという報告はありません．リンパ浮腫を起こしにくくするために，肥満を予防することは重要ですので，適度な運動や適切な食事の管理を心がけてください．

● **第5章　合併症の治療**

63. 蜂窩織炎を発症している場合，弾性着衣による圧迫はいつごろから可能でしょうか？

血液検査で炎症反応が改善し，発赤や疼痛などの自覚症状が消失することが前提となりますが，開始時期はリンパ浮腫治療の主治医と相談の上，決めてください．

130　患者さんのためのリンパ浮腫外科的治療ガイドブック

64. 皮下脂肪が線維化して硬くなった状態を治すことはできますか？

皮下脂肪はいったん線維化すると元に戻ることはありません．線維化にともなって硬くなった状態を完全に治すことはできませんが，複合的治療である程度の改善が期待できます．また，外科的治療についても，症状を少しでも改善できるようにリンパ管静脈吻合術(LVA)や血管柄付きリンパ節移植術を行うことがあります．これらの治療で効果が認められない場合は，全体的な減量をはかる目的で，硬くなった組織を切除することがあります．

65. リンパ管静脈吻合術(LVA)の手術を受けると，リンパ漏やリンパ小疱は改善しますか？

リンパ管静脈吻合術(LVA)によりリンパ液の流れにくさが改善されれば，リンパ漏やリンパ小疱はある程度改善され，再発予防にもつながります．（PQ14-1：p.103〜参照）
また，患部周囲の圧迫療法を併用することにより，さらなる効果が期待できます．陰部などの圧迫が難しい部位のリンパ小疱については，切除する場合があります．

● その他

66. 続発性リンパ浮腫の原因がリンパ節郭清ではなく，センチネルリンパ節生検の場合，弾性着衣等 装着指示書に従った弾性着衣等の購入に対する療養費の支給が適用されないのはなぜですか？

弾性着衣等 装着指示書に従った弾性着衣等の購入に対する療養費の支給は 2008 年より導入され，高額になりやすい患者さんの自己負担を軽減できるようになりました．当初はリンパ節郭清術をともなう悪性腫瘍術後に限定されていた療養費の支給の適用は，2020年から原発性リンパ浮腫の患者さんにも拡大されました．しかし，放射線療法やセンチネルリンパ節生検が原因のリンパ浮腫にはまだ適用されていません．リンパ節郭清術と比較し，センチネルリンパ節生検によるリンパ浮腫の発症率自体は低減しています．しかし，センチネルリンパ節生検であっても，一旦リンパ浮腫を発症すると同じように治療が必要なため，すべてのリンパ浮腫の患者さんに弾性着衣等 装着指示書に従った弾性着衣等の購入に対する療養費の支給が適用されることが望まれます．

あとがき

秋田　新介

　リンパ浮腫の症状に悩まれている方にこの本が届くことが，治療への一歩を踏み出していただくことの助けになることを願います．あなたは一人ではありません．あなたと一緒に歩んでくれる協力者はきっと見つかります．

大西　文夫

　リンパ浮腫になった，またはなる可能性がある患者さんが，病気について知りたいと思った時に何を参照すべきか，何を指針にすべきか悩まれることも多いと思います．そんなときに本書がバイブルとしてお役に立てることを切に願っております．

鈴木　悠史

　リンパ浮腫の治療を行うなかで，わからないことや難しいことがたくさんあるかもしれません．
　皆さんがさまざまな検査や治療を納得して受けることができ，不安が少しでも晴れるよう本書がお力になれば幸いです．

安永　能周

　日々進化し続けるリンパ浮腫治療の最新知識について，できるだけわかりやすく解説しました．この本が，全ての患者さん一人ひとりに最適な治療を届けるための手助けになるように願っています．

矢吹雄一郎

　本書を手に取っていただき，ありがとうございます．作成にあたり「正しくわかりやすい表現」を求め，本書に携わる関係者一同で多くの議論をしました．皆様の診療の参考になれば幸いです．

成島　三長

　リンパ浮腫治療は，今後も新しい方法がでてくる可能性があり，日本における現在の治療方針について網羅されていると思います．治療を受ける際にお役に立てることを期待しております．

岩永　紘征

　リンパ浮腫は様々な治療を組み合わせることで症状の改善や悪化を防ぐことが可能であり，外科的治療も有効な治療法の一つです．皆様にとって，本書がリンパ浮腫に対する外科的治療を検討する際の参考になれば幸いです．

関　　征央

　リンパ浮腫は本当に大変なご病気です．リンパ浮腫の外科的治療は近年飛躍的に向上しており，そしてこれからも医学は日進月歩で発展致します．本書が皆様にとって，より良い治療の選択に役立つことを願っております．

塗　　隆志

　本書はリンパ浮腫の患者さんと向き合い，「患者さんにとって最善の治療とは何か」を日々考えているメンバーによって作成されています．皆様がリンパ浮腫とその治療を理解するための一助になれば幸いです．

山下　修二

　本書が，リンパ浮腫の治療に関わるすべての方々にとって有益な指針となることを願っています．

作成協力者　代表　塚越みどり

　臨床でリンパ浮腫患者さんのケアに携わるメンバーで複合的治療に関して検討を重ねました．治療を続ける患者さんとご家族のお役に立てれば幸いです．

患者さんのためのリンパ浮腫外科的治療ガイドブック

索 引

あ行

圧痕	18
圧迫圧	54
圧迫圧インジケーター付き弾性包帯	57
圧迫下での運動	60
圧迫療法	21, 53
インドシアニングリーン（ICG）蛍光リンパ管造影	39, 70
インピーダンス法	44
運動	21
運動療法	60
重だるさ	18

か行

化学療法	8, 9
合併症	77
がん診療連携拠点病院	26
感染	20
がん相談支援センター	26
傷あと	77
逆行性	73
局所性浮腫	2
外科的治療	65, 66
血管柄付きリンパ節移植術	93
原発性リンパ浮腫	4, 12

さ行

細胞外液比	45
仕事	21

指定難病

指定難病	17
脂肪吸引	96, 98
脂肪増生	34
順行性	73
小児慢性特定疾病	13, 17
初期症状	18
深部静脈血栓症	31
シンプルリンパドレナージ	21, 60
スキンケア	20, 21, 61
ストレス	21
生体電気インピーダンス法	44
セカンドオピニオン	67
全身性浮腫	2
センチネルリンパ節生検術	7
先天性リンパ浮腫	12, 16
早期リンパ浮腫	49
早発性リンパ浮腫	12, 16
象皮症	35, 107
創部感染	77
続発性リンパ浮腫	4
側副路	49

た行

退院後の生活	88
体液量	44
体重管理	62
体重増加	20
多層包帯法	53
弾性グローブ	53
弾性ストッキング	22, 53
弾性スリーブ	22, 53
弾性着衣	22, 53

弾性包帯	53
遅発性リンパ浮腫	12
超音波	47
治療時期	65
トウキャップ	53

な行

乳頭腫	35

は行

張り感	18
皮下血腫	77
皮膚逆流現象	49
肥満	20
フィラリア	2
複合的治療	53
吻合部開存率	76
分類	65
ベロクロタイプ弾性着衣	57
蜂窩織炎	20, 34, 75, 105
放射線療法	8

ま行

慢性静脈不全	38
脈管肉腫	36
むくみ	18

や行

用手的ドレナージ	60

用手的リンパドレナージ	21, 60
ヨードアレルギー	39
予防	20
予防的 LVA	79

ら行

リスク	21
療養費支給	13
リンパ管静脈吻合術	70
リンパ小疱	35, 103
リンパシンチグラフィ	41
リンパ節郭清	4
リンパ嚢胞	35, 109
リンパ嚢胞治療	109
リンパ浮腫外来	26
リンパ浮腫の重症度	32
リンパ浮腫の早期診断	33
リンパ浮腫療法士	22
リンパ漏	77, 103

英語

LVA	70
MLD；Manual Lymphatic Drainage	21, 60
MRI	49
MR リンパ管造影	49
shared dicision making	67
SLD；Simple Lymphatic Drainage	21, 60

患者さんのための
リンパ浮腫外科的治療ガイドブック

2025 年 4 月 10 日　第 1 版第 1 刷発行（検印省略）

編　者　日本形成外科学会

発行者　末　定　広　光

発行所　株式会社　全日本病院出版会
東京都文京区本郷 3 丁目 16 番 4 号 7 階
郵便番号 113-0033　電話 (03) 5689-5989
FAX (03) 5689-8030
郵便振替口座　00160-9-58753
印刷・製本　三報社印刷株式会社

©ZEN-NIHONBYOIN SHUPPAN KAI, 2025.

・本書に掲載する著作物の複製権・翻訳権・上映権・譲渡権・公衆送信権
（送信可能化権を含む）は株式会社全日本病院出版会が保有します．

・ JCOPY ＜(社)出版者著作権管理機構　委託出版物＞
本書の無断複写は著作権法上での例外を除き禁じられています．複写さ
れる場合は，そのつど事前に，(社)出版者著作権管理機構（電話 03-
5244-5088，FAX 03-5244-5089，e-mail：info@jcopy.or.jp）の許諾を得て
ください．
本書をスキャン，デジタルデータ化することは複製に当たり，著作権法
上の例外を除き違法です．代行業者等の第三者に依頼して同行為をする
ことも認められておりません．

定価はカバーに表示してあります．

ISBN　978-4-86519-829-4　C3047